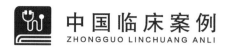

中国临床案例
ZHONGGUO LINCHUANG ANLI

临床实践与教学丛书

呼吸内镜介入病例精解

主编　吕莉萍　马冬春

上海科学技术文献出版社
Shanghai Scientific and Technological Literature Press

图书在版编目（CIP）数据

呼吸内镜介入病例精解 / 吕莉萍，马冬春主编 . ——
上海：上海科学技术文献出版社，2024
（中国临床案例）
ISBN 978-7-5439-9086-9

Ⅰ.①呼… Ⅱ.①吕… ②马… Ⅲ.①呼吸系统疾病
—内窥镜检—病案—分析 Ⅳ.① R560.5

中国国家版本馆 CIP 数据核字（2024）第 110830 号

策划编辑：张　树
责任编辑：应丽春
封面设计：李　楠

呼吸内镜介入病例精解
HUXI NEIJING JIERU BINGLI JINGJIE
主　　编：吕莉萍　马冬春
出版发行：上海科学技术文献出版社
地　　址：上海市淮海中路 1329 号 4 楼
邮政编码：200031
经　　销：全国新华书店
印　　刷：河北朗祥印刷有限公司
开　　本：787mm×1092mm　1/16
印　　张：15.25
版　　次：2024 年 6 月第 1 版　2024 年 6 月第 1 次印刷
书　　号：ISBN 978-7-5439-9086-9
定　　价：218.00 元
http://www.sstlp.com

《呼吸内镜介入病例精解》
编委会

主 编
吕莉萍　马冬春

副主编
唐　飞　查显奎

编　委
（按姓氏笔画排序）

王月明　王丽娜　王保明

叶　伟　李　刚　吴迎凤

张　鹏　胡淑慧　徐　凌

程　宇　程　超

注：以上编委会名单人员单位均为"安徽省胸科医院"。

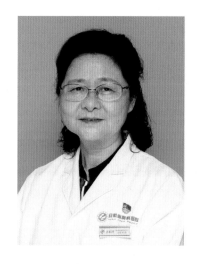

吕莉萍，主任医师，安徽省胸科医院内镜诊疗中心及介入肺脏病学科带头人，中国医师协会呼吸内镜医师培训基地主任。

兼任世界内镜医师协会呼吸内镜协会常务理事、内镜临床诊疗质量评价专家委员会委员，ASC亚太冷冻治疗学会常务委员，首届国家呼吸内镜专家委员会、内镜专业技术全国考评委员会专家，中国医师协会内镜分会委员、呼吸内镜工作委员会常务委员，中华医学会结核病学会第十六、第十七届介入专业委员会常务委员，中华医学会安徽省呼吸分会微创委员会副主任委员，中国抗癌协会肿瘤介入专业委员会常务委员，安徽省抗癌协会内镜专业委员会任主任委员，安徽省抗癌协会介入呼吸病肿瘤学专业委员会主任委员，安徽抗癌协会光动力治疗专业委员会名誉主任委员，中国研究型医院空间微生物与感染专业委员会常务委员，中国北京健康促进会呼吸及肿瘤介入诊疗联盟常务委员，海西介入呼吸病学专业委员会常务委员，华东地区介入呼吸病学协作组副主任委员，安徽省抗癌协会理事，安徽省防痨协会理事。

从事呼吸内科临床工作40余年，对呼吸系统疾病、肿瘤、结核等方面的诊疗有独到之处。主持及参与国家重大专项课题及省部级课题3项，获得国家专利4项，参编著者4部及4项专家共识指南。2012年被中华人民共和国人力资源和社会保障部、卫生部、国家中医药管理局授予"全国卫生系统先进工作者"。2014年被安徽省科协授予"安徽省优秀科技工作者"、被中国科协授予"全国优秀科技工作者"，2015年被授予安徽省双百优"优秀医生"，2018年首届中国医师节被授予"安徽医师杰出成就奖"，2020年获得"安徽医学科学技术奖（基层奖）"。在介入呼吸病学各类诊疗操作方面有丰富的诊疗经验。

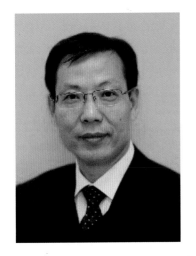

马冬春，中共党员，主任医师，教授，硕士生导师。江淮名医、安徽省先进工作者、白求恩式好医生。安徽省胸科医院、安徽省结核病防治研究所党委书记。

1991年毕业于皖南医学院，一直从事胸外科疾病基础研究与临床诊疗工作，在胸外科常见疾病如食管癌、肺癌、纵隔肿瘤手术治疗方面积累了丰富的经验，对胸外科疑难复杂疾病的处理也有很深的造诣。在省内率先开展完全胸腔镜下肺叶切除（肺癌根治）术、胸腔镜下纵隔肿瘤切除术、胸腔镜下单孔交感神经链切断治疗原发性手足多汗症等，年门急诊诊疗达2000人次，年诊治疑难危重病例数50例以上，年主刀完成Ⅲ、Ⅳ类手术例数逾800例。近5年内诊治的病例治愈率高，并发症发生率低，医疗费用控制情况好。经常指导省、市、县级医院开展胸外科手术，在省内有很高的影响力。同时，注重开展临床新技术新项目，率先在安徽省开展了肺移植重大项目。在多年临床实践中，尊重患者，关爱生命，医德高尚，乐于奉献。对病员服务态度好，坚持合理诊疗，获得病员的一致好评。

国家临床专科能力建设项目–安徽省胸科医院肺结节一体化诊治中心学科带头人。安徽省"十三五"省临床医学重点专科–胸外科学科带头人。担任《中国肺癌杂志》《器官移植》《安徽医学》《安徽医科大学学报》等杂志编委。

介入呼吸病学是现代呼吸病学的重要组成部分，呼吸介入诊疗技术是呼吸系统疾病诊治不可或缺的重要手段。随着介入呼吸病学的发展，不断开发、创新和融合的各种技术手段和器械设备，不仅拓展了介入呼吸病学的应用范围，还使其向着精准化、个体化的方向发展。

《中国临床案例·呼吸内镜介入病例精解》一书的出版，正是为了满足广大从事呼吸内镜的医生对介入技术的迫切需求。本书汇集了众多典型病例，通过深入剖析、精细解读，使读者能够从中领略到呼吸内镜介入技术的魅力与精髓。我们可以清楚地看到理论与实践相结合，既注重基础知识的讲解，又强调临床操作的技巧与注意事项。每个病例都经过作者精心挑选，既具有代表性，又是临床实际病例。通过对这些病例的分析和讨论，读者可以更加深入地理解呼吸内镜介入技术的适应证、禁忌证、操作要点及并发症的处理。

此外，本书还注重培养读者的临床思维能力和解决问题的能力。在每个病例的最后都设置了经验总结，旨在引导读者进一步拓展思维视野，吸取精华。

呼吸内镜介入技术是一个不断发展、不断创新的领域，也是需要不断推广、普及及规范的领域。安徽省胸科医院内镜中心是国内较早积极开展、普及推广呼吸内镜的单位，学科带头人吕莉萍主任是业界资深专家，带领团队完成了十几万例的呼吸内镜诊疗操作，拥有扎实的理论基础和丰富的实践经验。在马冬春教授的指导下他们共同编写了这样一本呼吸内镜病例集，为广大从事呼吸内镜的医生提供一本实用、有价值的参考书籍。期望通过这些从临床实践总结出来的真实案例，以及作者团队的弥足珍贵的实战经验，可以给年轻医生带来更多思考和启发。更期望广大呼吸内镜医师积极投身介入呼吸病学领域，积极、规范开展呼吸介入技术，领略介入呼吸病学的美妙及成就感！

热烈祝贺本书的出版，相信她将对促进呼吸内镜事业发展发挥重要作用。

序言作者简介

李时悦，主任医师，教授，博士研究生导师。广州医科大学附属第一医院呼吸与危重症医学科主任，广州呼吸健康研究院副院长，国家呼吸医学中心副主任。中华医学会呼吸分会副主任委员、介入学组组长，中国装备协会呼吸病学专业委员会主任委员，中国医师协会内镜医师分会副会长。

现代介入呼吸病学起源于20个世纪80年代末，现经过近40年的不断发展和成熟，已然成为了现代呼吸病学的一门重要的亚专科，对临床呼吸系统疾病的诊断与治疗发挥着重要的支撑作用。该书主编吕莉萍教授，作为我国介入呼吸病学的重要开拓者之一，早年亲身参与了我国介入呼吸病学的临床诊疗体系及教育培训体系的构建，并在所在区域的疑难、复杂呼吸系统疾病的诊断与救治、专科人才队伍的培养和诊疗体系的规范等方面，发挥了重要的引领和示范作用。

此次出版的《中国临床案例·呼吸内镜介入病例精解》一书，即是他们团队多年来临床诊疗工作成效的缩影，全书精选了涵盖介入呼吸病学诊疗技术各个方面的经典案例，系统地介绍了各种介入呼吸病学技术在临床的应用策略，并完美地体现了其优越的临床效果，向读者们展示了一幅幅优美的临床诊疗画卷。

我与吕莉萍教授相识、相知20余年，也见证了安徽省胸科医院介入呼吸病学科从成立到发展，再到壮大的全过程。这期间凝聚着吕莉萍教授的辛勤的付出和无私的奉献，也正是由于她们团队长期坚持不懈的努力和不畏困难的顽强拼搏，才成就了学科所取得的辉煌！我们完全有理由相信，伴随着《中国临床案例·呼吸内镜介入病例精解》一书的出版，将会为呼吸及相关学科开展呼吸相关疾病的临床诊疗工作提供重要的借鉴与参考，同时也会成为呼吸专科医师的良师益友。

序言作者简介

李强，主任医师，教授。上海同济大学附属东方医院呼吸与危重症医学科主任。中华医学会呼吸病分会委员兼任介入呼吸病学组副组长，上海市医学会呼吸病学分会主任委员，上海市医学会呼吸病学分会主任委员，世界支气管病及介入肺脏病学会理事，亚太地区介入呼吸病联盟常务理事，中国介入呼吸病学创新产业联盟主席，中国医师协会呼吸医师分会常务委员、介入呼吸病学工作委员会主任委员，中华医学会呼吸病分会肺癌学组副组长。

介入肺脏病学是呼吸病学重要的亚专科。近年来发展迅速，涉及到呼吸疾病侵入性诊断和治疗操作，需要借助各种诊疗仪器，如可弯曲支气管镜、硬质支气管镜、超声支气管镜、电磁导航支气管镜、内科胸腔镜等；以及治疗设备，如激光治疗仪、高频电、氩等离子凝固治疗仪（APC）、微波治疗仪、冷冻治疗仪等。因此，在临床工作中要掌握呼吸介入技术除了需要接受标准的呼吸病学专业训练之外，还必须接受更加专业的相关呼吸内镜诊疗技术的训练，并能对患者的诊疗做出更加专业的判断。

安徽省胸科医院内镜诊疗中心是中国医师协会呼吸内镜医师培训基地，有着雄厚的师资力量，每年有近万例的呼吸内镜诊疗操作，在呼吸内镜诊疗方面积累了丰富的经验及大量的优质病例。

我们编写本书的目的，就是希望把经呼吸内镜下介入诊疗的经典病例、诊疗思路及治疗方法的选择展现出来，为从事呼吸介入临床诊疗工作者提供学习和参考。如有不当之处敬请批评指正。

吕莉萍

2023年9月10日

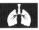

病例1 电磁导航引导结肠癌术后肺结节的诊断

一、病历摘要

（一）基本信息

患者男性，60岁。

主诉：结肠癌术后2年。体检发现右上肺结节伴空洞形成。

现病史：患者2年前因"结肠癌"，在外院行"结肠癌"切除手术。术后病理报告：结肠黏膜微浸润腺癌。术后未行抗肿瘤治疗，定期复查，本次于2020年6月18日常规体检。胸部CT提示：右上结节性病变内见透光区。外院拟诊"结肠癌肺转移性病变"来我院拟行胸外科手术治疗。我院门诊建议行PET-CT检查进一步确定病变性质。2020年6月20日行PET-CT提示：右上肺结节病变高摄取，腹膜后见淋巴结肿大，腹部B超提示：中下腹腔内肠系膜根部探及数个低回声结节，较大的位于右中腹大小约15mm×8mm，边界清楚，为进一步明确诊断入院。该患者体检发现肺部病变及腹部肠系膜淋巴结肿大病程中无发热、胸闷、气喘等症状，精神尚好，二便正常。

既往史：无高血压、心脏病等其他疾病史，有结肠癌手术史，无药物过敏史。

个人史：无特殊。

婚育史：适龄结婚，子女体健。

家族史：否认家族性遗传病、精神病或类似病史。父母健在。

（二）体格检查

KPS 100分，气促指数评分0级，血压115/85mmHg。生命体征平稳，体形偏瘦，口唇无发绀。右上肺呼吸音稍粗，余肺呼吸清，未闻及明显干湿啰音及哮鸣音。心界正常，心率80次/分，律齐，各瓣膜听诊区未闻及病理性杂音。腹部查体未见异常。双下肢无水肿。神经反射未见明显异常。

（三）辅助检查

1. 实验室检查　PPD实验：阳性，硬结直径20mm。痰涂片：未找到结核抗酸杆菌。血C-反应蛋白94.77mg/L，血沉32mm/h。血结核抗体：阴性。其余血生化、血常规、血免疫组合、凝血四项、血肿瘤指标等检查结果均正常。

2．肺功能检查　通气功能正常。

3．PET-CT　2020年6月20日行PET-CT示：右上肺结节病变高摄取，腹膜后见淋巴结肿大。

4．腹部B超　提示中下腹腔内肠系膜根部探及数个低回声结节，较大的位于右中腹大小约15mm×8mm，边界清楚。

5．影像学检查　2020年6月18日胸部CT示：右肺上叶类圆形结节病变内见透光区。（病例1图1、病例1图2）。

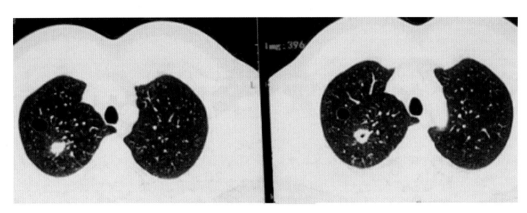

病例1图1　胸部CT

注：肺窗可见右上叶肺大泡及厚壁空洞性病变。

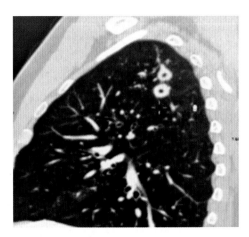

病例1图2　胸部CT

注：三维重建可见气右上叶尖段两个厚壁空洞性病变。

（四）入院诊断

1. 肺结核

2. 肠系膜淋巴结结核

3. 结肠癌肺转移待查

（五）鉴别诊断

1. 肺脓肿　常常与细菌性肺炎或吸入性肺炎有关，如肺炎克雷伯氏菌、绿脓杆菌、金黄色葡萄球菌、诺卡氏菌和放线菌等。影像学常见单个或多个肺部肿块或结节，块影内常见有空洞或空洞内见液平段。在大多数情况下，空洞壁是光滑的，厚度<15mm。偶尔可见不规则的厚壁（>15mm），在这种情况下，它类似于空洞性肺癌。肺脓肿也可能表现为非特异性实变或结节状阴影，在后一种情况下与癌症的鉴别具有挑战性。

2. 局灶性机化性肺炎　是指无法消退的肺炎或消退延迟的肺炎，但没有明确的临床定义。在组织学上，一般由肺泡腔和外周支气管腔中与慢性炎症浸润相关的息肉样肉芽组织组成。CT表现多样实变较为常见。另外，局灶性的机化性肺炎也可能表现为边缘呈椭圆形或梭形的结节和卫星病灶。CT图像也可表现为边缘呈毛刺状的结节、支气管空气征、气泡样透亮、晕征、混合GGO和胸膜凹陷，类似于原发性肺癌。与肺癌的鉴别是困难的，许多患者在这种情况下接受手术。不仅在局灶机化性肺炎，在其他炎性结节中也是如此，有时边缘凹陷，有一些粗糙的毛刺。这种炎性结节和肺癌之间的鉴别是困难的。

3. 肺结核　可表现为结核瘤样的无症状孤立肺结节，有时与肺癌相似。结核瘤是界限清楚的圆形或椭圆形病灶。有时可见结节或卫星结节中的钙化或空洞，这有助于影像诊断。病理学表现为结核瘤的中心区域玻璃样变性坏死及上皮样肉芽肿、炎性细胞和胶原组织。当结核瘤边缘具有毛刺状及背景实质的气肿或纤维化时，较难以与具有细毛刺的癌症相区分。

4. 肺转移癌　在肺内可表现为孤立或多发的粟粒样、磨玻璃状、囊圈样结节或团块样病变，本例患者由于有结肠癌病史，所以肺转移癌不能排除加之有腹部淋巴结肿大，需进一步排查。

二、诊疗思路

1. 患者的临床特征是什么？

我们从前面的病历摘要中可以发现：①该患者"结肠癌"术后2年，术后未行抗肿瘤治疗；②本次系体检发现肺部病变；③进一步检查发现腹部淋巴结肿大。

2. 根据患者的临床特征要对其做出正确的诊断依据不足，是与结肠癌相关的转移性癌性病变？还是由细菌感染引起的肺部炎性病变？如果从疾病的一元化来考虑即肠系膜淋巴结肿大和肺部病变同源性，那么结肠癌转移性病变和肺结核肠系膜结核均可以两者同时存在。要明确诊断尚缺乏支撑诊断的重要证据即病原学或病理学依据。

3. 为了明确诊断需进行进一步的检查以获取病理和病原学标本。采取什么样的手段能尽快且直接的获取病理或病原学的诊断？对于胸部疾病我们可以通过：①经皮肺穿刺的方法，但是经皮肺穿刺有发生气胸及出血的风险这是需要注意的；②经支气管镜即经自然腔道的途径可以通过经支气管肺活检获得更多的组织进行病理学诊断，同时可以经支气管刷检、回收肺泡灌洗液进行病原学及细胞学诊断。在和患者本人及家属沟通后，确定采取经电磁导航支气管镜+径向支气管内超声（EBUS-GS）的方法进行取材送检。

三、诊疗策略

2020年6月22日在完善了相关支气管镜术前评估及术前检查、术前谈话、签字后。在全凭静脉麻醉下给患者进行了经电磁导航支气管镜联合EBUS-GS的检查（病例1图3）。当电磁导航支气管镜引导鞘抵达病变中央后。为了进一步确定抵达位置用EBUS-GS探查确认抵达病变位置后。给予行活检、刷检，并通过现场细胞学检查确认标本合格后退出支气管镜。

经电磁导航支气管镜联合EBUS-GS的检查。

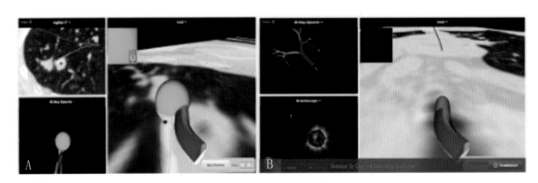

病例1图3 电磁导航支气管镜＋EBUS-GS

注：A. 电磁导航支气管镜下操作管道直抵病变中央（见绿色球体）；B.EBUS-GS进一步确定是否抵达病变（B图左下可见超声扫描病变环绕超声探头）。

本例患者经电磁导航支气管镜＋EBUS-GS引导活检标本送检病理，同时给予抗酸染色。其病理报告：大体所见：①（右下）气管镜活检组织：送检灰白色碎组织一堆，大小共计0.3cm×0.2cm×0.1cm；②（右上）气管镜活检组织：送灰白色碎组织一堆，大小共计0.5cm×0.4cm×0.3cm。

病理诊断：①（右下）气管镜活检组织：镜下见支气管黏膜及软骨组织，黏膜下间质疏松，局部纤维增生，未见特异性病变；②（右上）支气管镜活检组织：镜下见破碎的支气管黏膜及大量完全性坏死组织，抗酸染色（强+）、结核杆菌（PCR-荧光探针法）核酸检测（+）、分枝杆菌菌种鉴定（结核分枝杆菌复合群+）。诊断为结核性病变（病例1图4）。

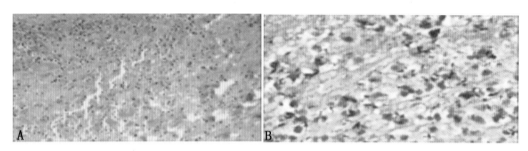

病例1图4 气管镜活检组织

注：A.（右上）支气管镜活检组织：镜下见破碎的支气管黏膜及大量完全性坏死组织；B. 抗酸染色（强+）。

最后诊断：①继发性肺结核涂（+）培（+）初诊；②肠系膜淋巴结结核。

肺结核的诊断标准：在《中华人民共和国卫生行业标准肺结核诊断（WS 288—2017）》中对肺结核的诊断有如下的陈述：

（一）诊断依据

1. 流行病学史　有肺结核患者接触史。

2. 临床表现

（1）症状：咳嗽、咳痰≥2周，或痰中带血或咯血为肺结核可疑症状。肺结核多数起病缓慢，部分患者可无明显症状，仅在胸部影像学检查时发现。随着病变进展，可出现咳嗽、咳痰、痰中带血或咯血等，部分患者可有反复发作的上呼吸道感染症状。肺结核还可出现全身症状，如盗汗、疲乏、间断或持续午后低热、食欲不振、体重减轻等，女性患者可伴有月经失调或闭经。少数患者起病急骤，有中、高度发热，部分伴有不同程度的呼吸困难。病变发生在胸膜者可有刺激性咳嗽、胸痛和呼吸困难等症状。病变发生在气管、支气管者多有刺激性咳嗽，持续时间较长，支气管淋巴瘘形成并破入支气管内或支气管狭窄者，可出现喘鸣或呼吸困难。少数患者可伴有结核性超敏感综合征，包括结节性红斑、疱疹性结膜炎/角膜炎等。当合并有肺外结核病时，可出现相应累及脏器的症状。

（2）体征：早期肺部体征不明显，当病变累及范围较大时，局部叩诊呈浊音，听诊可闻及管状呼吸音，合并感染或合并支气管扩张时，可闻及湿性啰音。病变累及气管、支气管引起局部狭窄时，听诊可闻及固定、局限性的哮鸣音，当引起肺不张时，可表现气管向患侧移位，患侧胸廓塌陷、肋间隙变窄、叩诊为浊音或实音、听诊呼吸音减弱或消失。病变累及胸膜时，早期于患侧可闻及胸膜摩擦音，随着胸腔积液的增加，患侧胸廓饱满，肋间隙增宽，气管向健侧移位，叩诊呈浊音至实音，听诊呼吸音减弱至消失。当积液减少或消失后，可出现胸膜增厚、粘连，气管向患侧移位，患侧胸廓可塌陷，肋间隙变窄、呼吸运动受限，叩诊为浊音，听诊呼吸音减弱。

3. 胸部影像学检查

（1）原发性肺结核：主要表现为肺内原发病灶及胸内淋巴结肿大，或单纯胸内淋巴结肿大。儿童原发性肺结核也可表现为空洞、干酪性肺炎及由支气管淋巴瘘导致的支气管结核。

（2）血行播散性肺结核：急性血行播散性肺结核表现为两肺均匀分布的大小、密度一致的粟粒阴影；亚急性或慢性血行播散性肺结核的弥漫病灶，多分布于两肺的上中部，大小不一，密度不等，可有融合。儿童急性血行播散性肺结核有时仅表现为磨玻璃样影，婴幼儿粟粒病灶周围渗出明显，边缘模糊，易于融合。

（3）继发性肺结核：该病胸部影像表现多样。轻者主要表现为斑片、结节及索条影，或表现为结核瘤或孤立空洞；重者可表现为大叶性浸润、干酪性肺炎、多发空洞形成和支气管播散等；反复迁延进展者可出现肺损毁，损毁肺组织体积缩小，其内多发纤维厚壁空洞、继发性支气管扩张，或伴有多发钙化等，邻近肺门和纵隔结构牵拉移位，胸廓塌陷，胸膜增厚粘连，其他肺组织出现代偿性肺气肿和新旧不一的支气管播散病灶等。

（4）实验室检查：包括细菌学检查：检查结果：①涂片显微镜检查阳性；②分枝杆菌培养阳性，菌种鉴定为结核分枝杆菌复合群。

（5）分子生物学检查：结核分枝杆菌核酸检测阳性。

（6）结核病病理学检查：结核病组织病理改变。

（7）免疫学检查。

（8）结核菌素皮肤试验：中度阳性或强阳性；γ-干扰素释放试验阳性；结核分枝杆菌抗体阳性。

总之，肺结核的诊断是以病原学（包括细菌学、分子生物学）检查为主，结合流行病史、临床表现、胸部影像、相关的辅助检查及鉴别诊断等，进行综合分析做出诊断。以病原学、病理学结果作为确诊依据。

本文所涉及的患者无任何临床表现，是在行"结肠癌"术后定期复查、体检时发现肺部病变，所以要明确诊断需获取病理及病原学诊断。在本例患者的诊疗过程中，值得注意的是他曾有结肠癌手术的病史，所以在诊疗过程中要综合分析，合理判断，找到解决问题的方法。在提供支气管镜检查获取标本抗酸染色找到抗酸杆菌后还需加以鉴别。一般情况下痰或组织标本的抗酸染色是诊断结核病最常用的特殊染色方法，但需要注意的是MTB、麻风分枝杆菌、NTM抗酸均阳性；部分细菌抗酸染色也可呈弱阳性，如诺卡菌属及军团菌属肉眼很难分辨，需进一步进行分子病理检测或分枝杆菌培养加以鉴别。本例患者影像学改变：右上肺厚壁空洞性标本支持感染性病变，或符合结核感染的特征，也是结核病变得好发部位。但因其有结肠癌的病史，所以肺部病变极其容易造成误诊。

（二）治疗过程及疗效

本例患者最后诊断：①继发性肺结核涂（+）培（+）初诊；②肠系膜淋巴结结核。

治疗上因未发现支气管结核的病变所以给予口服异烟肼、利福平、吡嗪酰胺、乙胺丁醇抗结核治疗9个月后停药。肺部病变及肠系膜淋巴结结核吸收，痊愈。（病例1图5）

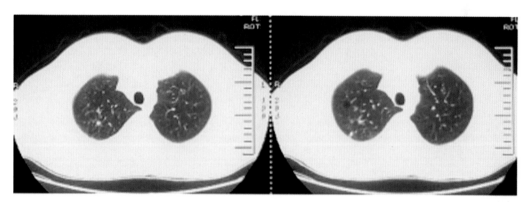

病例1图5 2021年6月4日抗结核治疗后复查胸部CT

注：右上病变基本吸收。

三、经验总结

肺结核是由于结核分枝杆菌引起的一种慢性疾病，具有传染性，临床上结核分枝杆菌最常见的感染部位为肺脏。典型的肺结核根据流行病学、临床症状、痰检及

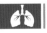

胸部X光检查诊断并不困难，但典型的肺结核患者只占结核病的20%～30%大部分患者临床症状不典型或无临床症状（如本例患者），本例患者在诊断中易引起误诊是由于有结肠癌病史，结肠癌可以导致肺部及肠系膜转移，这是本例患者诊断中的难点。近30年随着支气管镜技术的快速发展，其在临床疾病的诊疗中发挥了越来越重要的作用。

（吕莉萍　马冬春）

参考文献

[1]中华人民共和国国家卫生和计划生育委员会.肺结核诊断标准（WS 288—2017）[S]. cnki, 2018.

[2]陈正贤.介入性肺病学[M].北京：人民卫生出版社，2004.

[3]Chao TY，Lie CH，Wang，Jui-Long，et al.Differentiating peripheral pulmonary lesions based on images of endobronchial ultrasonography[J].Chest，2006，130：1191.

[4]Eberhardt R，Anantham D，Ernst A，et al.Multimodality bronchoscopic diagnosis of peripheral lung lesions：a randomized controlled trial[J].Am Respir Crit Care Med，2007，176（1）：36-41.

病例2 淀粉样变喉气管损害的复杂气道介入治疗

一、病历摘要

（一）基本信息

患者女性，66岁。

主诉：胸闷气喘10余年，发现气管肿物3天，2021年9月16日就诊介入肺脏病科。

现病史：患者10余年前无明显诱因出现胸闷气喘，活动后加重，未特殊重视。2021年9月初常规体检发现咽部病变，3天前就诊当地医院电子喉镜提示：咽后壁及声门下新生物，完善左咽侧壁活检建议至我科就诊，门诊拟"气管肿物"收治入院。该患者病程中无咯血、无心悸等，偶有盗汗、乏力，精神尚可，二便正常。

既往史：有高血压、2型糖尿病病史多年，口服用药控制一般。无手术及外伤史，无药物过敏史。

个人史：无特殊。

婚育史：适龄结婚，子女体健。

家族史：否认家族性遗传病、精神病或类似病史。

（二）体格检查

T 36.5℃，P 55次/分，R 19次/分，BP 150/82 mmHg，KPS评分80分。气促评分2级。体形偏胖，口唇无明显发绀。两肺呼吸音粗，未闻及明显干湿啰音及哮鸣音。心界正常，心率55次/分，律齐，各瓣膜听诊区未闻及病理性杂音。腹部查体未见异常。双下肢无水肿。神经反射未见明显异常。

（三）辅助检查

1. 外院电子鼻咽喉镜　左侧咽侧壁、后壁、正中及声门下气管黏膜可见黄色滤泡状新生物，质硬，取左侧壁组织送病理。

2. 外院胸部CT平扫＋颈部增强　左侧口咽部不规则增厚；双侧上颌窦炎，鼻咽及口咽多发斑点状致密影，考虑钙化灶；甲状腺结节；胆囊结石；左侧肾上腺稍

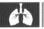

增粗；两肺未见实质性病变。

3. 外院病理　倾向于淀粉样变性伴钙化，建议刚果红染色进一步明确诊断。

4. 我院血常规、生化、血凝、免疫组合、女性瘤标、血沉、血清结核抗体等均未见明显异常。

（四）入院诊断

1. 气管肿物

2. 咽部肿物　淀粉样变可能

3. 高血压病2级

4. 2型糖尿病

5. 胆囊结石

6. 甲状腺结石

拟行支气管镜协助明确管腔内情况并行相应镜下处理。

（五）鉴别诊断

1. 结节病　结节病也可影响气道，表现为结节性支气管壁增厚或小支气管内壁损伤或肉芽肿。支气管阻塞或淋巴结的外部压迫可发展为肺不张。常常合并肺内病变或纵隔淋巴结多发肿大，结节病是一项排他性的诊断，可通过黏膜活检或超声支气管镜下淋巴结穿刺病理协助临床–影像共同评估。

2. 复发性多软骨炎　复发性多软骨炎（RP）是一少见的累及全身多系统的疾病，具有反复发作和缓解的进展性炎性破坏性病变，累及软骨和其他全身结缔组织，包括耳、鼻、眼、关节、呼吸道和心血管系统等。临床表现为耳、鼻、呼吸道软骨炎，并伴有眼、耳前庭等器官受累症状。多关节炎和血管受累也比较常见。侵犯气道的大多数患者有慢性咳嗽、咳痰、气短等非特异性症状，常被诊断为慢性支气管炎，持续6个月至几十年，最终出现呼吸困难、反复呼吸道感染和喘息，有时出现气管前和甲状腺软骨压痛、嘶哑或失声。早期气道阻塞为炎性水肿；后期气道软骨环损伤，易坍塌，导致气道弹性狭窄；晚期纤维化和疤痕收缩，导致气道固定狭窄；由于气道纤毛上皮损伤，分泌物去除减少，也会导致阻塞和感染；此外，声带瘫痪也会导致吸气性呼吸困难。复发性多软骨炎的诊断一般是基于临床特征，不一定做活组织检查。McAdam等提出下述诊断标准：对称性耳软骨炎，非破坏性、血清阴性多关节炎、鼻软骨炎、眼炎、呼吸道软骨炎、耳蜗或前庭功能障碍。符合其中至少3项可以成立诊断。如果临床表现不确定，必须除外其他原因引致的软骨炎，尤须除外感染性疾病。须做活检和培养或其他必要的试验，以除外梅毒、麻风、真菌或其他细菌感染。

3. 气管恶性肿瘤 恶性肿瘤的表现在气道内多种多样，大多以新生物为主要表现，或菜花状、或弥漫状、或息肉状、或颗粒状凸起等，可通过镜下活检明确病理。

4. 气管支气管结核 气管支气管结核的是指发生在气管、支气管黏膜和黏膜下层的结核病。成人TBTB最常见的感染途径是肺内病灶中结核分枝杆菌直接植入支气管黏膜，其次肺内病灶也可通过支气管周围组织侵及支气管黏膜；结核分枝杆菌也能经血行播散和淋巴引流首先侵袭支气管黏膜下层，然后累及黏膜层。儿童TBTB多因邻近纵隔淋巴结核侵蚀支气管，引起结核性支气管炎。原发性支气管结核极少见。分型共有六种：炎症浸润、溃疡坏死、肉芽增殖、瘢痕狭窄、管壁软化、淋巴结瘘型。可以通过细菌学、组织学、PCR、影像学以及支气管镜检查等协助明确是否存在结核感染。

5. 支气管肺真菌病 发生在支气管及肺实质、由真菌导致的疾病。真菌大多为条件致病菌，以曲霉和念珠菌感染最常见。真菌感染可能跟免疫力低下有关，患者在发病时可能会出现咳嗽咳痰、咯血等症状，还有可能会导致肺部组织受到损伤，也有可能会出现胸闷气短、呼吸急促的症状。局限于气管支气管的曲霉菌病变主要局限于大气道，支气管镜检查可见气道壁假膜溃疡结节等。常见症状为频繁咳嗽胸痛、发热和咯血。本病需经支气管镜确诊尤其是镜下的灌洗液送检阳性率很高。

二、诊疗思路

1. 2021年9月18日第1次支气管镜检查（病例2图1） 镜下见声门下明显的高位狭窄，伴凹凸不平感。

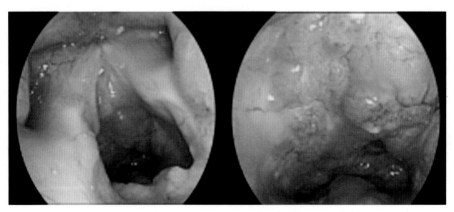

病例2图1 我院第1次支气管镜检查所见

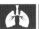

2. 由于第2天就是中秋节，与患者家属沟通后结合科室临时存留的可用支架优选出最佳安全方案，用金属裸支架过渡，置入后发现气管中下段及左右主支气管开口亦有新生物弥漫，告知家属节后复查支气管镜（病例2图2）。

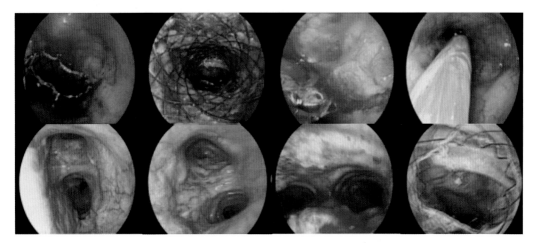

病例2图2　我院第二次支气管镜诊疗过程

3. 安全度过中秋假期后，完善支气管镜，并检查金属支架有无移位，周围有无肉芽增生或其他情况。检查发现金属支架移位，周围有脓性分泌物，包括肉芽增殖。进镜困难选取球囊扩张，置入硬镜取出金属裸支架，换置入西格玛覆膜支架（病例2图3）。

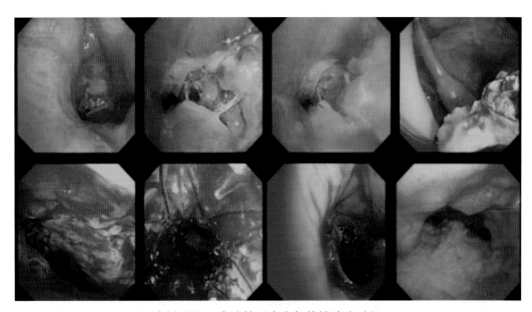

病例2图3　我院第三次支气管镜诊疗过程

4．结合我院病理结果，刚果红染色阳性，修正诊断：①淀粉样变喉气管损害；②高血压病2级；③2型糖尿病；④胆囊结石；⑤甲状腺结节，与患者及家属沟通风险，建议外院进一步治疗。患者后就诊北京多家综合性三甲医院多个科室：血液科、呼吸与危重症医学科、中医科等，最终选择中药调理治疗联合定期胸部CT及支气管镜随访。

5．当地医院自2021年11月开始随访，中间出现过管腔上缘轻度肉芽增殖致局部挛缩狭窄，支架轻度下移，曾予以热消融联合球囊扩张处理一次，总体支架内壁少许分泌物予以吸除，管腔通畅度尚可。

6．2023年6月初，当地支气管镜复查支架下缘移位至隆突，上缘轻度纤维增殖，原淀粉样变的黏膜明显好转，转入我院建议可尝试取出。

7．2023年6月6日，全凭静脉麻醉辅助软硬镜联合下取出支架（病例2图4）。内镜中心建议根据情况必要时置入Y型支架，患者家属拒绝再次置入支架。经反复沟通后拟转入病房进一步观察。

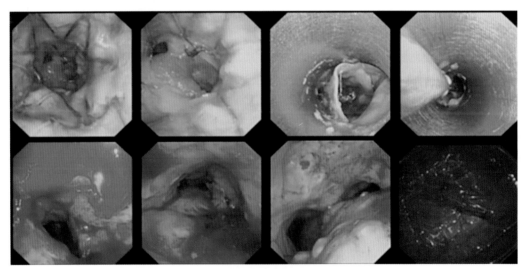

病例2图4　我院全麻硬质气管镜下取出原支架

8．出院前患者经氩气刀治疗及活检钳钳取清理等治疗后，病情缓解。患者目前活动后轻度气短，无明显咳嗽、咳痰及喘息，病情尚稳定，定期复查中。

三、经验总结

1．重视胸部影像学的判读，早发现早诊断早治疗；本例患者胸闷气喘近10年，未予以特殊重视，忽略了疾病的早期诊断。

2．喉气管淀粉样变仍属于少见病，弥漫性病变治疗仍较为棘手；需要重视多

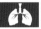

学科的协作，包括呼吸内科、血液内科、耳鼻喉科及胸外科、中医科等综合治疗。

3. 关注各类呼吸内镜下的辅助治疗以及临时性支架置入的意义，期待更多的医工合作。

附：相关知识

1. 淀粉样变喉气管损害

（1）淀粉样变性病（amyloidosis，AL）：为一类以淀粉样变性的无定形、嗜酸性物质局部或弥漫性地沉积于全身各个脏器所致，以喉、气管、肾脏、心脏、脾脏、、胆囊等处多见。淀粉样变性临床表现多样且无特征性。分为原发性、继发性、家族性。原发性喉气管支气管淀粉样变（laryngo-tracheobronchial amyloidosis，LTBA）是一种罕见的疾病，在上呼吸道管腔内缓慢发展的淀粉样变性物质的沉积可以导致管腔进行性狭窄，进而引起气道阻塞、咯血、慢性咳嗽、反复呼吸道感染、发声困难和吞咽困难；症状和流行病学特征具有高度非特异性，有时类似如哮喘、慢性支气管炎。此类患者正常情况下可无明显呼吸道症状，当合并其他全身性疾病或急性疾病需要急诊全身麻醉手术或治疗时，如没有意识到此病，可导致致命的后果。临床表现方面，同时累及喉气管及支气管的原发性淀粉样变在临床上罕见，其临床表现缺乏特异性，但常有咳嗽、声音嘶哑、呼吸困难、咯血等症状。

（2）诊断及分类

1）镜下诊断：LTBA在内镜下呈喉及气管内弥漫性肿胀，见黏膜下结节状团块，不伴溃疡，常呈黄色、半透明石蜡状。

2）影像学检查：LTBA影像学诊断主要靠CT。

3）支气管镜病理：金标准，刚果红染色阳性。根据累及的器官分为局限性和系统性：全身性淀粉样变亦称系统性淀粉样变，累及多个器官，如心血管系统、胃肠道系统，还可累及淋巴结、脾脏、肝脏肾脏和肾上腺，为全身多系统广泛的淀粉样病变；全身性淀粉样变可能是一种严重、致死性的疾病，因为沉积于多个脏器内的淀粉样物质可以破坏其结构和功能。局限性淀粉样变多累及单个器官，偶累及1个以上器官并且没有全身的病变。局限性淀粉样变较少见，可发生于头颈部、下呼吸道、膀胱以及皮肤；局限性淀粉样变是一种良性病变，发展缓慢，预后较好。

（3）LTBA的鉴别诊断：需要与声带息肉、喉结核及喉肿瘤、复发性多软骨炎、成骨软骨性气管支气管病、支气管结核、老年性气管支气管钙化及肺癌等疾病相鉴别。建议检查包括血细胞计数、尿素氮（BUN）、肌酐、肝功能测定、尿分析、血沉、尿免疫电泳、结核菌素试验等；详细询问病史，以区别家族性淀粉样变性综合征和内分泌病如甲状腺腺瘤等。

（4）总体治疗原则：目前临床尚无规范治疗方案，治疗存在一定困难。其关键是抑制淀粉样物质的合成和在黏膜下的沉积，减少淀粉样蛋白前体的产生。治疗手段主要取决于患者的症状和梗阻程度：对于无明显症状、病情进展不快或没有进展、病变局限者可采取保守治疗，定期复查；对于有气道阻塞症状的患者，可选用药物治疗、支气管镜下介入治疗、手术治疗、体外放射治疗、自体干细胞移植及其他方法治疗。然而，手术取得成功还依赖于熟练的手术技巧和有经验的麻醉医师及良好的介入治疗相互配合。若病变范围较广泛，外科手术创伤大，可考虑选择气管镜下治疗＋药物治疗（激素）的方案。由于局灶性淀粉样变残留易导致复发，患者的后续治疗仍需依赖全身药物治疗（激素、小剂量环磷酰胺、二亚甲砜、秋水仙碱、MP方案左旋苯丙氨酸氮芥（马法兰）＋泼尼松、干细胞移植）维持疗效、避免复发。总体原则：一是保证足够的呼吸通道；二是对于喉部明显侵犯者需改善或恢复发音质量。

2. 内镜治疗策略

（1）物理治疗：球囊扩张、气管支架置入、硬镜铲切、冷冻。对于喉气管淀粉样变导致气道出现较明显的狭窄时，可以考虑采用物理治疗。尤其是气道狭窄重时可使用硬镜扩张或联合球囊扩张辅助；另外，该病为良性病，放置气道支架应慎重。一般可根据病情综合采用上述治疗方式。

（2）热消融治疗：气管淀粉样变的气管镜下治疗既往报道有活检钳钳取、冷冻、氩气刀、高频电、激光、微波等多种方法。由于患者常合并咯血及凝血问题，冷冻治疗一般不会单独应用于本病，建议可优先使用热消融的治疗方法。热消融的方法中局部高频电刀及激光的疗效较为满意。

（唐 飞 吕莉萍）

参考文献

[1]李剑. 原发性轻链型淀粉样变的诊断和治疗中国专家共识2016版[J].中华血液学杂志，2016，37（9）：742-746.

[2]杨亚敏，李琦，张纳新.原发性喉、气管支气管淀粉样变一例[J].天津医药，2018，46（3）：305-307.

[3]李甜甜，李云英，陈彩凤等.喉气管淀粉样变并CO$_2$激光切除术1例[J].中国中西医

结合耳鼻咽喉科杂志，2017，25（01）：73-74.

[4]王承志，王咏梅，杨庆婵.原发性气管支气管淀粉样变的临床及病理学观察[J].重庆医学，2020，49（22）：3759-3762.

[5]庄麦松.气管支气管淀粉样变3例病例报道及文献回顾[D].山东大学，2021.

[6]金发光，王洪武，李时悦.实用介入呼吸病学.西安：西安交通大学出版社，2018.

[7]王洪武，金发光，柯明耀.支气管镜介入治疗[M].北京：人民卫生出版社，2012.

[8]唐飞，吕莉萍.气管支气管淀粉样变合并肺结核一例并文献复习[J].国际呼吸杂志，2019，39（1）：31-35.

[9]Uyaguari JP, Quizhpe PJ, Lima E.Laryngo-tracheobronchial amyloidosis[J].Braz J Otorhinolaryngol，2020，86（6）：825-826.

[10]叶芬芬，周锐.气管支气管淀粉样变的诊治研究进展[J].中华结核和呼吸杂志，2020，43（09）：816-820.

病例3　冷冻联合注药治疗淋巴结瘘型支气管结核

一、病历摘要

（一）基本信息

患者女性，31岁。

主诉：发热5天入院。

现病史：患者5天前无明显诱因下出现发热，持续性，最高体温38.5℃，伴头痛、腰背部肌肉酸痛，无咳嗽、咳痰，无胸痛、闷喘等不适，自服复方氨酚烷胺3日、左氧氟沙星2日，头痛改善，发热无明显好转。2020年9月6日就诊我院发热门诊，胸部CT提示右肺阴影，新冠病毒核酸及抗体阴性，排除新冠肺炎，为求进一步诊治住院进一步治疗。该患者病程偶有盗汗、乏力，睡眠、精神尚可，二便正常。

既往史：无高血压、心脏病等病史，无手术及外伤史，无药物过敏史。

个人史：无特殊。

婚育史：适龄结婚，子女体健。

家族史：否认家族性遗传病、精神病或类似病史。父母健在。

（二）体格检查

KPS 90分，气促指数评分0级，血压96/60mmHg。生命体征平稳，体形偏瘦，口唇无发绀。右下肺呼吸音稍减低，余肺呼吸音粗，未闻及明显干湿啰音及哮鸣音。心界正常，心率80次/分，律齐，各瓣膜听诊区未闻及病理性杂音。腹部查体未见异常。双下肢无水肿。神经反射未见明显异常。

（三）辅助检查

1. 实验室检查　PPD实验 阳性，硬结直径14mm；痰涂片找结核抗酸杆菌：阴性。血清结核抗体：阴性，血T-SPOT阴性（抗原A：1、抗原B：2）；痰液RNA：阴性。血沉32mm/h。血结核抗体：阴性。血生化、血常规、血免疫组合、凝血四项、血肿瘤指标等检查结果均正常。

2. 肺功能检查　轻度通气功能障碍。

3. 影像学检查　2020年9月23日胸部CT：右肺中叶外侧支气管闭塞，内侧支气管可见轻度外压，右中叶外侧段呈楔形实变影，内见部分充气支气管影，病变外周见片状密度增高影及絮状模糊影；右肺下叶肺纹理末梢可见少许点片状密度增高影及絮状模糊影，纵隔及右肺门多发大小不一的肿大淋巴结，部分融合，增强后见均匀强化及环形强化，部分内见液性坏死密度；两侧胸腔无积液。

4. 支气管镜检查（病例3图1）　镜下见右中叶外侧支外压狭窄闭塞，表面少许黏液性分泌物予以吸除，在此型BAL收集BALF、刷检及活检。常规检查结束后改行EBUS-TBNA，EBUS探及11Ri组、7组肿大淋巴结，多普勒模式显示其内未见明显血流信号，在此用OLYMPUS 21G穿刺针穿刺2针。手术顺利，术后患者安返病房。术后BALF-TB RNA/DNA/G-xpert均提示阳性结果，诊断明确。

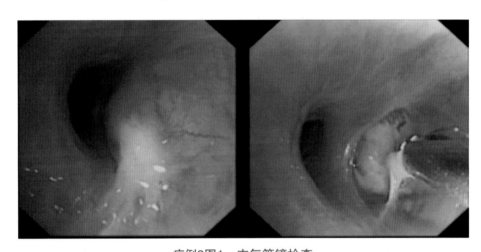

病例3图1　支气管镜检查

注：A.右中叶支气管，外侧支外压伴狭窄；B.局部活检钳钳夹中。

5. 病理结果　气管活检组织：镜下为破碎的支气管黏膜组织，局部黏膜上皮糜烂、缺失，黏膜下见增生的肉芽组织，局部伴少量坏死。抗酸染色（少数+）；淋巴结穿刺组织：镜下见血凝块及完全性坏死组织，少数类上皮样细胞。抗酸染色（+）。结核杆菌（PCR-荧光探针法）核酸检测（+）、分枝杆菌菌种鉴定（结核分枝杆菌复合群+），诊断为结核性病变。

（四）入院诊断

1. 支气管结核（淋巴结瘘型）

2. 纵隔淋巴结核

（五）鉴别诊断

支气管结核淋巴结瘘型一般结合支气管镜下诊断多无困难，主要以褐色的破溃样淋巴结或表面少许坏死附着等为特征，可行灌洗、活检及刷检协助明确诊断。需要考虑与肺真菌病、良恶性气道肿瘤相鉴别。

二、诊疗思路

1. 气管支气管结核（tracheobronchial tuberculosis，TBTB）是因结核分枝杆菌侵袭到气管、支气管管壁全层导致的感染。淋巴结瘘型TBTB在儿童中较为常见，在成人中也不少见。此类型TBTB病程较为复杂、进展多样，即使在正规抗结核药物治疗下，淋巴结瘘型TBTB病程也易快速进展，导致气管支气管狭窄，分为破溃前期、破溃期和破溃后期（病例3图2）。①淋巴结结核破溃前期：表现为局部支气管因淋巴结结核外压、侵袭导致的黏膜充血、水肿、粗糙及管腔狭窄；②破溃期：表现为淋巴结破溃入支气管，局部溃疡形成，白色干酪样坏死物溢入支气管管腔，瘘口周围组织充血水肿；③破溃后期：表现为炎症消失，组织修复，瘘口肉芽肿形成，瘘口愈合闭塞，局部遗留有炭末沉着。淋巴结瘘型TBTB在治疗原则上目前与各类型TBTB基本相同，即根除结核分枝杆菌和预防或解除气管支气管狭窄，最大程度保全和回复肺功能。所有的治疗均应该建立在全身抗结核治疗的基础上进行。

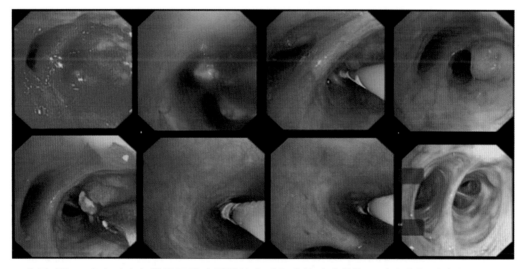

病例3图2　右中叶支气管淋巴结瘘型的演变过程（从破溃前期、破溃中期到破溃后期）

2. 内镜治疗策略　尚缺乏统一的治疗方案。当淋巴结破溃到管腔中导致管腔的狭窄时，可以采取局部钳取的方式对气道内的坏死物进行清除，同时可以联合冻融、局部注入抗结核药物等。常用的热消融技术，如高频电、氩气、激光，治疗效率高，但易造成周围组织损伤，尤其是术后引起组织异常增生，在淋巴结瘘的治疗中受限。查阅文献也有冷热联合消融治疗的研究应用在成人的淋巴结瘘型TBTB治疗经验上，且总体预后显著优于传统治疗组，病灶处瘘口愈合时间显著缩短，治疗次数明显减少。热消融需要与冷冻疗法结合才更具有稳定性，单纯用热消融处理呼吸道肉芽肿，能很快消除狭窄，畅通呼吸道，但易复发。冷冻冻融的优势在于减轻瘢痕组织、肉芽组织增生，是安全、有效、价格便宜的治疗手段。在热消融治疗的肉芽肿基底部应用冷冻，可修复气道黏膜损伤及彻底消除再生性肉芽肿。

3. 治疗过程及疗效　我们在全身抗结核＋雾化吸入治疗的基础上，联合镜下治疗，主要治疗方式为活检清理＋冷冻（冻融为主，部分病灶可选择冷冻冻取）＋局部注药处理。

（1）二氧化碳冷冻操作方法：经喉罩插入电子支气管镜，对气管、支气管进行全面检查后确定病变部位，将冷冻探头消毒后经支气管镜活检孔道插入。冷冻探头的金属末端需离支气管镜远端5mm以上，将探头顶端垂直作用或呈切线方向直接作用于病灶的表面。开始启动探头3～6s（示病变组织大小而定），温度-70～-50℃，使组织发白脱水，迅速将冷冻组织与探头、支气管镜一同向外拔除至远端，松开踏板后让其自然融化，使冷冻切除的组织与探头自然脱离，至此一个循环完成。下次冻切之前需先观察上次冻切点出血情况，然后再多次多点针对病变组织冻切治疗，直至狭窄的气道得到有效的改善。

（2）冻融治疗的方法即将探头置于病变部位，每次冷冻循环在30秒至2分钟，多点冻融处理后局部注入异烟肼0.1g。

（3）2个月后患者局部趋于缩小和瘢痕化，一年后复查右中叶内侧支即外侧支均通畅，局部留少许褐色色素沉着。

三、经验总结

1. 淋巴结瘘型支气管结核系一种纵隔或肺门旁淋巴结破溃入气管支气管形成的特殊支气管结核类型，临床上相对少见，男女发病比例大致相当，好发于儿童。

2. 临床表现无特异性，多在破溃期被发现，需联合影像学及支气管镜提高诊断率，活检后的病理仍然是金标准。

3. 本病全身抗结核治疗是基础，内镜下介入治疗是关键，总体预后较好。

（唐　飞）

参考文献

[1]中华医学会结核病学分会，《中华结核和呼吸杂志》编辑委员会.气管支气管结核诊断和治疗指南（试行）[J].中华结核和呼吸杂志，2012，8（35）：581-587.

[2]唐飞，吕莉萍.可弯曲支气管镜下冷热联合消融治疗中央气道淋巴结瘘型支气管结核的价值[J].中国防痨杂志，2019，41（6）：657-661.

[3]韦含益.淋巴结瘘型气管支气管结核4例报告并文献复习[D].广西医科大学，2022.

[4]王晓平，郭新美，徐栗，等.经支气管镜治疗淋巴结瘘型支气管结核[J].中国内镜杂志，2015，21（06）：561-566.

[5]王洪武，金发光，柯明耀，等.支气管镜介入治疗[M].北京：人民卫生出版社，2012：78-79.

病例4 内科胸腔镜诊断不明原因胸腔积液

一、病历摘要

（一）基本信息

患者男性，61岁。

主诉：发热伴闷喘10余天入院。

现病史：患者10余天前出现发热症状，最高体温38.6℃，未予以重视，后出现闷喘症状，且呈逐渐加重，伴活动后闷喘明显，就诊当地医院摄胸部CT提示左肺大量胸腔积液，完善胸腔闭式引流术并送检胸水，提示ADA 32U/L，考虑结核不能排除，为求进一步诊治来我院。该患者病程中患者偶有咳嗽咳少许白黏痰，有胸闷，偶有盗汗、乏力，精神尚可，二便正常，体重未见明显变化。

既往史：无高血压、心脏病等其他疾病史，无手术及外伤史，无药物过敏史。

个人史：有吸烟史，900年支，未戒烟。

婚育史：适龄结婚，子女体健。

家族史：否认家族性遗传病、精神病或类似病史。父母健在。

（二）体格检查

KPS 90分，气促指数评分1级，血压91/57mmHg。生命体征平稳，体形正常，口唇无发绀。左肺呼吸音低，叩诊浊音，余肺呼吸音粗，未闻及明显干湿啰音及哮鸣音。心界正常，心率82次/分，律齐，各瓣膜听诊区未闻及病理性杂音。腹部查体未见异常。双下肢无水肿。神经反射未见明显异常。

（三）辅助检查

1. **实验室检查** PPD实验：阳性，硬结直径16mm。血超敏C-反应蛋白8.05mg/L；血沉60mm/h。血结核抗体：阴性。血T-SPOT：阳性，阴性对照孔0，抗原刺激孔：19；阳性对照孔：正常。其余血生化、血常规、血免疫组合、凝血四项、血肿瘤指标等检查结果均正常。

2023年7月13日胸水常规：外观血性浑浊；李凡他实验1+。胸水生化：乳酸脱氢酶217U/L，腺苷脱氨酶16.50U/L。胸水未见革兰阳性、阴性菌，未见真菌，胸水结核RNA、DNA、Gene-Xpert均阴性。

2023年7月15日胸水常规：外观微黄浑浊；李凡他实验1+。胸水生化：乳酸脱氢酶183U/L，腺苷脱氨酶14.40U/L。胸水CEA定性阴性，胸水结核RNA、DNA、Gene-Xpert均阴性。

2. 外院胸部CT（2023年6月29日）   左侧大量胸腔积液；我院多次胸腔彩超提示左侧胸腔积液伴胸膜增厚约4mm。

（四）入院诊断

左侧胸腔积液性质待查

（五）鉴别诊断

在我国，渗出液的主要病因主要为结核性胸膜炎、恶性胸腔积液、肺炎旁胸腔积液。

1. 结核性胸膜炎   大多数结核性胸膜炎为急性起病，症状主要表现为发热、盗汗、周身乏力、消瘦等结核的全身中毒症状和胸腔积液所致的局部症状。积液外观多为草黄色或深黄色，结核性胸膜炎初期，积液白细胞总数可增高，中性粒细胞占优，后转为淋巴细胞为主。ADA水平增高诊断结核性胸膜炎的敏感性和特异性均可达到90%左右，ADA>45U/L作为支持结核性胸膜炎的依据，水平越高，结核性胸膜炎可能性越大。加上临床表现、结核菌素试验（PPD试验）、γ-干扰素释放试验、胸部CT表现等，诊断依据充足后可给予抗结核治疗。

2. 肺炎旁胸腔积液   肺炎旁胸腔积液指细菌性肺炎、肺脓肿和支扩感染所引起的胸腔积液。尤其年老体弱、未及时治疗、免疫功能低下或接受免疫抑制剂的患者发病率更高。其临床表现与不伴有胸腔积液者基本相同，表现为起病急、发热、寒战、咳嗽、咳痰，血白细胞升高等。胸腔积液早期可表现为无菌性浆液性渗出，pH>7.30，葡萄糖较高，LDH<500U/L，细胞分裂以多形核细胞为主。随病情进一步加重，肺炎旁胸腔积液表现为脓性渗出，pH<7.1，葡萄糖水平显著下降，LDH>1000U/L，中性粒细胞总数升高。一经诊断应选用合适的抗生素给予治疗。

3. 恶性胸腔积液   恶性胸腔积液中由恶性肿瘤胸膜转移所致者占95%以上，原发于胸膜的恶性肿瘤少见。临床上恶性胸腔积液的诊断需要在确定胸腔积液存在的同时还应在胸腔积液或胸膜上找到病理依据，病理依据主要通过细胞学及胸膜活检明确。恶性胸腔积液的外观多为血性（如抽出积液为血性，应高度警惕为恶性），多为渗出性，细胞分类以淋巴细胞为主。胸腔积液细胞学是诊断恶性胸腔积液最简单的方法，其诊断率与原发性肿瘤的类型及其分化程度有关，多次细胞学检查可提

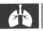

高阳性率，故临床上应反复送胸水病理找病理学依据。胸水肿瘤标志物检测如癌胚抗原、糖基类抗原（如CA125、CA15-3、CA19-9等）显著升高有助于MPE的诊断。

二、诊疗思路

1. 诊断标准及镜下表现　该患者入院后先完善术前检查，后在B超引导下行胸腔闭式引流术，结合胸水常规及生化、送检的结核、肿瘤、NGS等其他结果，根据Lignt标准，考虑渗出液，但是原因一直未明。2023年7月14日复查胸部CT提示左侧包裹性胸腔积液伴肺组织压缩性膨胀不全，请我院结核科、呼吸科、肿瘤科、影像科等多学科会诊，建议完善内科胸腔镜诊疗或在患者知情同意下行诊断性抗结核治疗，同时关注胸水结核菌培养结果。但患者拒绝诊断性抗结核，在充分沟通风险的情况下行内科胸腔镜诊疗。

2. 内镜治疗策略

（1）1硬质胸腔镜，具有优异的照明度，管腔大，视野清晰，但存在一定的盲区。

（2）可弯曲内科电子胸腔镜，除了具有内科胸腔镜的一般特点，还能到达硬质胸腔镜无法到达的地方。

（3）不具备内科胸腔镜条件的单位，可以使用荧光支气管镜代替内科胸腔镜来进行操作，具有操作灵活，观察视野更大等优点，而且可利用荧光寻找微小、隐匿病灶。

内科胸腔镜可直观地观察到胸膜病变形态，从而提高结核性胸膜炎诊断阳性率。SUGIYAMA将结核性胸膜炎的病变及病理形态分为4期：第1期黏膜充血水肿期，可伴有散在的白色结节；第2期弥漫性结节期，壁层胸膜广泛水肿，弥漫性分布大小不等的白色结节；第3期纤维素沉着期，脏壁层胸膜间形成网状或片状粘连；第4期胸膜闭锁期，胸膜增厚、变白、变硬，钳取困难。第2、3期的临床特征性改变可持续近1个月，活检阳性率最高，病理可见到典型的干酪样坏死、结核性肉芽肿等改变。

3. 内科胸腔镜检查过程（病例4图1）　2023年7月20日下午行内科胸腔镜检查，患者右侧卧位，选取B超定位下的左侧腋中线第7肋间为穿刺点，常规消毒铺巾，在2%利多卡因局麻后行1.5cm皮肤切口，钝性分离肋间软组织至胸膜，置入鞘管并拔出内芯，胸腔镜经鞘进入胸腔，镜下见脏壁层胸膜部分粘连，予以活检钳松解，左后下胸壁黏膜见颗粒样突起，予以多点活检；脏层胸膜未见异常。术中共吸引胸水300ml。术后缝合切口2针，原置入的闭式微导管抽出气体400ml，接水封瓶继续引流。病人清醒，血压、血氧正常、呼吸平稳；安返病房。

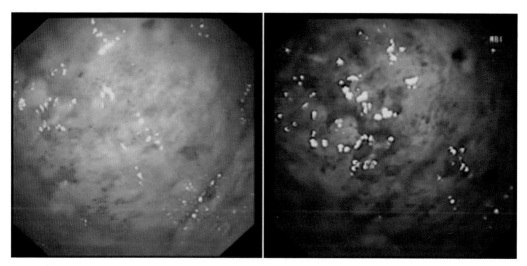

病例4图1　内科胸腔镜检查病变处黏膜增生、粗糙

4. 病理结果　如病例4图2所示。

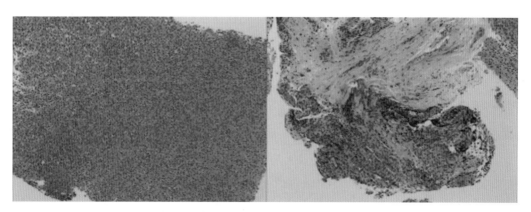

病例4图2　病理检查结果

左后下胸膜活检组织：送检灰白灰红色碎组织一堆，大小共计约0.4cm×0.4cm×0.1cm。镜下见增生伴玻璃样变的纤维结缔组织，伴淋巴细胞浸润，见个别多核巨细胞肉芽肿，六胺银染色（－）；抗酸染色（＋）、分枝杆菌（PCR-反向点杂交法）菌种鉴定：结核分枝杆菌复合群MTC+，提示为结核性病变。

5. 治疗过程及疗效　患者结核性胸膜炎诊断明确，予以HRZE方案抗结核治疗中，定期复查，动态检测。

三、经验总结

1. 内科胸腔镜是一项安全、创伤小、并发症少的操作技术，可显著提高结核性胸膜炎、脓胸、自发性气胸、恶性胸腔积液等胸膜疾病的诊断率。该操作创伤小、并发症少，是一项快捷、经济的诊治方法，具有诊断率高的优点，值得推广，应成为呼吸内科医师必须掌握且相当实用的诊疗技术。

2. 内镜的规范操作是基础，目前国内在镜下治疗方面也有很多的开展，值得关注。

（唐 飞 吕莉萍）

参考文献

[1]金发光，李时悦，李王平，等.内科胸腔镜诊疗规范[J].中华肺部疾病杂志（电子版），2018，11（1）：6-13.

[2]江泽宏.利用纤维支气管镜作胸腔镜检查以诊断胸腔积液[J].国外医学.呼吸系统分册，1986，（4）：223-224.

[3]张芸，姜广路，王冲，等.经内科胸腔镜胸膜病变活检对结核性胸膜炎的诊断价值[J].中国防痨杂志，2020，42（11）：1158-1164.

[4]孙静.内科胸腔镜对结核性胸膜炎的临床诊断价值[D].山东大学，2016.

[5]童朝辉，王臻，徐莉莉，等，可弯曲电子内科胸腔镜在不明原因胸腔积液诊断中的应用[J].中华结核和呼吸杂志，2007，30（7）：533-537.

[6]Sakuraba M，Masuda K，Hebisawa A，et al.Thoracoscopic pleural biopsy for tuberculous pleurisy under local anesthesia. Ann Thorac Cardiovasc Surg，2006，12（4）：245-248.

病例5 一例特殊支气管内异物

一、病历摘要

（一）基本信息

患者女性，62岁。

主诉：体检发现肺结节1周余。

现病史：患者系体检发现右肺磨玻璃结节1周余入院，胸部CT提示右中肺结节大小约10mm×7mm，可见明显胸膜牵拉及血管穿行，另见支气管充气征右肺上叶、下叶各1枚磨玻璃结节影，靠近胸膜边缘，右肺上叶结节大小约7mm×3mm，右肺下叶结节大小约3mm×3mm。为求进一步诊治入我院。病程中饮食二便可，无体重下降，睡眠佳。

既往史：无高血压、心脏病等病史，无手术及外伤史，无药物过敏史。

个人史：无特殊。

婚育史：适龄结婚，子女体健。

家族史：否认家族性遗传病、精神病或类似病史。父母已故。

（二）体格检查

KPS 90分，气促指数评分 0级，血压115/85mmHg。生命体征平稳，体形偏瘦，口唇无发绀。右下肺呼吸音减低，余肺呼吸音粗，未闻及明显干湿啰音及哮鸣音。心界正常，心率80次/分，律齐，各瓣膜听诊区未闻及病理性杂音。腹部查体未见异常。双下肢无水肿。神经反射未见明显异常。

（三）辅助检查

1. **手术过程** 术前完善相关检查排除手术禁忌后于2019年4月行单孔胸腔镜肺部切除术。因右肺3处病灶较小，且均位于肺外周，术前需在CT引导下行hook-wire定位，定位成功后患者直接接入手术室，在全麻下行单孔胸腔镜右肺中叶楔形切除＋右肺上叶楔形切除＋右肺下叶楔形切除。进胸后先找到3处定位针，用电凝钩在定位点旁脏层胸膜烧灼标记后拔出定位针。根据标记部位，依次予一次性直线切

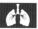

割缝合器行肺组织局部楔形切除。术中快速病理检查示：（右肺中、下叶）浸润性腺癌，（右肺上叶）微浸润性腺癌。其中右下肺结节3mm大小，术中、术后病理均明确为浸润性腺癌（60%为乳头型、40%为腺泡型）。依据原发性肺癌诊疗指南要求，行解剖性右肺中、下肺叶切除＋肺门纵隔淋巴结清扫术。手术过程顺利，用时162分钟。

2. 术后第一天影像学复查　X线胸部正位片示右侧肺野内见针样异物（病例5图1），排除其他可能，经反复观看手术录像，确定为定位针残留。行胸部CT检查、三维重建及仿真内镜检查，见右上肺尖段支气管腔内定位针样异物（病例5图2至图4）。

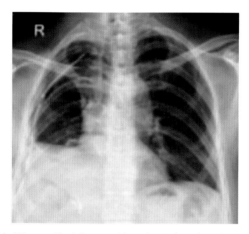

病例5图1　X线胸部正位片示右侧肺野内见针样异物

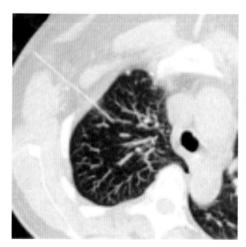

病例5图2　胸部CT检查见右上肺尖段支气管腔内定位针样异物

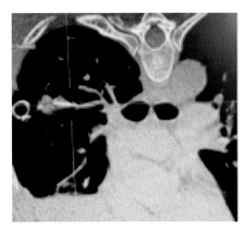

病例5图3 三维重建见右上肺尖段支气管腔内定位针样异物

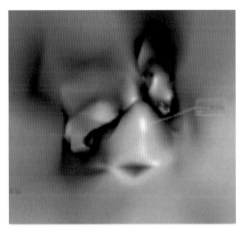

病例5图4 仿真内镜检查，见右上肺尖段支气管腔内定位针样异物

3. 医患沟通协调方案 告知患者及家属病情，提出进一步解决方案：先行支气管镜检查，如管腔内见定位针则尽可能镜下直接取出；如定位针在支气管镜下无法取出，则行二次手术取出。

4. 支气管镜检查 轻度镇静下对患者行支气管镜检查，于右上支气管尖段亚支（B1b）内发现定位针（病例5图5）。由于亚段支气管位置过高、管腔太细，活检钳无法张开，反复尝试后采用活检钳爪侧孔，挂住定位针倒钩，将定位针拉出至右肺上叶支气管内，再予活检钳取出（病例5图6）。患者术中、术后未出现咯血等不适。术后恢复较好，5天后出院。

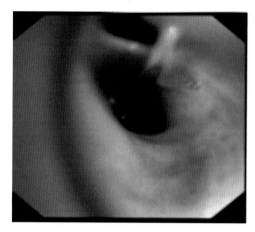

病例5图5　支气管镜下右上支气管尖段亚支（B1b）内发现定位针

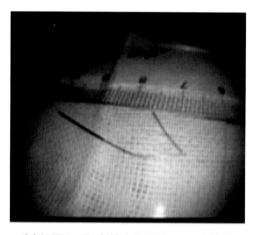

病例5图6　取出的金属异物——定位针

二、诊疗思路

1. 支气管内异物的发生原因和常见部位　据文献报道，儿童支气管内异物发生较多，但成人也并不罕见。支气管异物发生的主要原因有：不良的口中含物习惯，如男性在做工时口含钉子，或女性在整理头发或头巾时口含别针或发卡；进食时说话或嬉笑；口腔或上呼吸道手术时，器械折断，拔牙或治疗针头脱落；大笑、服用镇静剂或醉酒引起的意识丧失情况下，食物、呕吐物或义齿等吸入。有呛入病史的患者大多数能及时就诊并镜下取出，但很多患者未给予重视导致异物反复刺激后沉淀局部管腔，在反复感染后形成包裹性肉芽。支气管异物的临床表现与异物的大小，异物沉积的气道水平和管径，沉积处气道阻塞的程度，是否造成局部水肿、出血等有关。异物沉积的部位与气管支气管树的解剖特点及吸入时患者的体位和姿势有关。异物沉积最常见的部位是右下叶支气管，其次为左下叶支气管、右主支气管、左主支气管、右中叶支气管、左上叶支气管、右上叶支气管和气管。

2. 支气管内异物的临床表现和处理方式 成人支气管异物常由于症状轻微、不典型，并且很多吸入的有机物在X线透视下不能显影，因而延误数周甚至数年而不能诊断。因此，对于可疑异物吸入者，胸部CT是必要的检查。尽管CT的分辨率高于普通胸片，但对于相对较小的异物，或气道局部炎症重或梗阻后改变明显时，CT诊断的敏感性并不高。若CT检查仍不能排除支气管异物，则需要行支气管镜直接观察气道内情况以明确诊断，同时可以尝试取出异物。

3. 具体内镜下治疗策略

（1）气道内异物如不伴有气道损伤，利用内镜经鼻或经口完整取出是最佳的治疗方式。目前取支气管异物多采用气管镜，包括电子支气管镜和硬质支气管镜。儿童气道异物多数较小，可经各型电子支气管镜取出，而成人异物多体积较大，或外形复杂，如注射器针头、铁钉、羹匙柄、螺丝钉、整块的猪骨等，大部分可通过支气管镜异物取出。支气管镜下的方式方法较多，如直接的活检钳或异物钳、抓钳的钳夹取出、冷冻的冻取、圈套器或网篮的套取，也有将球囊伸入异物远端，通过球囊充盈后向上提拉带出异物等；可以单种方法取出，也可以多种方法联合应用。

（2）有部分坚硬和较大的异物依然需要通过硬质支气管镜来协助取出。硬质气管镜下异物摘除装置包括"W"形、鳄口形、"V"形、篮形等各种形状的硬质异物钳；另外，在硬镜下，在电子支气管镜下异物取出的方式如圈套器以及冷冻电极、球囊等均可用于异物摘除。根据异物的大小、种类，异物与周围组织的关系，选择不同器械。应特别注意勿将异物推向更远端支气管，以免给摘除造成困难。对沉积在远端支气管内的类圆形异物，在摘除过程中可以配合患者的体位变化（如头低脚高位、健侧卧位等）协助异物取出。如异物体积较小，可经镜身直接取出，避免取出过程中损伤气道；如异物体积大，可将其夹持后与内镜一同经口退出，须注意尽可能将异物尖锐部分退入镜身内部或与镜身长轴方向保持一致，防止医源性刺伤或划伤气道。

4. 其他治疗策略 如内镜下无法取出或取出失败，需要支气管切开异物取出术。对于延迟诊断、支气管异物已导致肺组织破坏者，则需要行病变肺组织切除，如肺叶切除术等。开胸取异物手术属于典型的大切口、小手术，较少采用，但现在大多数外科胸腔镜手术也更新为单孔胸腔镜下的处理方式，也为支气管内异物的治疗提供了一种新的选择。

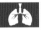

三、经验总结

1. 本病例中系术后及时发现定位针残留，行胸部CT扫描、三维重建（仿真内镜）精确定位，在支气管镜下于右上支气管尖段亚支（B1b）内取出定位针，避免了二次开胸手术取针或切除右余肺的可能，体现了多学科交叉合作的优势。此例较为特殊罕见，取针方法较难复制。

2. 支气管内异物病例繁多，但临床常常漏诊和误诊，需要临床医生关注病史采集和胸部CT的阅片；异物取出可以选择的方式方法也多种多样，需要根据不同的异物种类、不同的位置选择不同的工具。

3. 呼吸内镜在解决问题的过程中要有创新的思路，始终以简单、微创的患者最大受益为首要目标，特殊病例仍需要遵循多学科协作的原则。

（王保明　唐　飞　马冬春）

参考文献

[1]周足力，杨锋，李运，等.成人支气管内异物的诊断与治疗[J].中国微创外科杂志，2018，18（06）：491-493、500.

[2]Ul Haq I，Hameed M，Ahmed S，et al.Foreign body aspiration in an adult：An endobronchial"Melon-oma"[J].Qatar Med J，2022，2022（2）：23.

[3]Blanco Ramos M，Botana-Rial M，García-Fontán E，et al.Update in the extraction of airway foreign bodies in adults[J].J Thorac Dis，2016，8（11）：3452-3456.

[4]邓魏岚.96例成人气管支气管异物远期并发症的回顾性研究[D].重庆医科大学，2023.DOI：10.27674/d.cnki.gcyku.2022.000734.

[5]唐莉.不同气管镜介入方法在成人气管支气管异物中的诊治价值[D].成都医学院，2023.DOI：10.27843/d.cnki.gcdyy.2022.000067.

[6]洪刘艳，罗淼.成人气管支气管异物诊治进展[J].华西医学，2021，36（04）：519-523.

病例6　R-EBUS联合高频电圈套治疗支气管平滑肌瘤

一、病历摘要

（一）基本信息

患者女性，66岁，于2023年8月14日入住我科。

主诉： 反复咳嗽1个月余。

现病史： 患者1个月前无明显诱因下出现咳嗽，无咳痰及痰血、咯血，无胸闷、胸痛等。2023年8月10日外院胸部CT提示右下肺结节影伴阻塞性炎改变。为求进一步诊治来我科。病程中患者无发热、盗汗等不适，精神尚可，饮食及二便正常，睡眠一般，近期体重无明显减轻。

既往史： 2022年9月14日因外伤行颅脑手术治疗，2022年9月21日行气管切开置管术。无高血压、心脏病等病史，无药物及食物过敏史。

个人史： 否认吸烟及饮酒嗜好。

婚育史： 已婚已育。

家族史： 否认家族性遗传病、精神病或类似病史。

（二）体格检查

KPS 90分，气促指数评分 0级。生命体征平稳，发育正常，体形中等，查体配合。神清、精神可，全身浅表淋巴结未及明显肿大。气管居中，甲状腺不大。听诊两肺呼吸音粗，未闻及明显干湿啰音及哮鸣音。心界正常，心率70次/分，律齐，各瓣膜听诊区未闻及病理性杂音。腹部、四肢及神经系统查体未见明显异常。

（三）辅助检查

1. 实验室检查　血常规、生化、血凝及大、小便常规、呼吸系统肿瘤标准物化验基本正常。痰涂片找抗酸染色、痰涂片一般细菌检查均阴性。

2. 心电图检查　窦性心律，正常心电图。

3. 胸部CT检查（病例6图1）　2023年8月10日（外院）胸部CT检查示：右下肺结节伴阻塞性改变。

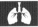

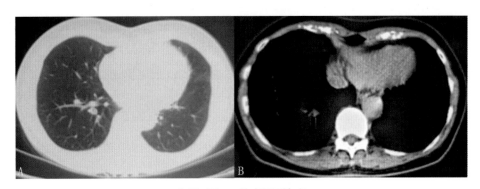

病例6图1　胸部CT检查

注：A. 图肺窗：红色箭头提示右下基底支气管类圆形新生物阻塞；B. 图纵隔窗：红色箭头提示右下基底支气管类圆形软组织影阻塞。

4. 支气管镜检查（病例6图2）　2023年8月23日我院支气管镜检查结果。

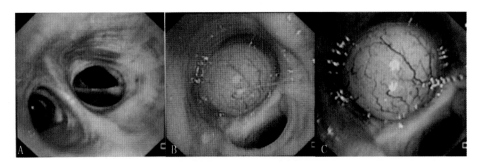

病例6图2　支气管镜检查

注：A. 右下基底干，黏膜光滑，管腔通畅；B. 右B9支类圆形新生物阻塞，表面光滑，包膜完整；C.NBI 模式显示新生物黏膜下血管清晰、分布自然。

（四）初步诊断

1. 支气管肿瘤。

2. 阻塞性肺炎。

（五）鉴别诊断

1. 支气管良性肿瘤　为原发支气管上皮的良性肿瘤，常见如平滑肌瘤、错构瘤、脂肪瘤等。常见症状表现为刺激性咳嗽，瘤体大阻塞中央支气管时可引起阻塞性肺炎，进一步引起咳嗽咳痰、发热等不适。CT影像学表现常表现为支气管腔内规则形状软组织影，和（或）伴有远端支气管阻塞性炎改变。患者肿瘤指标基本正常，引起阻塞性肺炎时可表现为血感染性指标升高。支气管镜检查常可窥及病变，活检病理为诊断金标准。

2. 支气管恶性肿瘤 可为原发或继发支气管壁的恶性肿瘤，特别如中央支气管肺鳞癌、少见支气管腺瘤等，临床常表现为咳嗽咳痰、甚至痰血等，阻塞中央大支气管时，常可引起呼吸困难。患者影像学表现不一，可为多种多样，血肿瘤指标常常升高。诊断依据支气管镜或穿刺组织病理、细胞学等。

3. 支气管结核 有些支气管结核（肉芽增殖型）常常表现如此，伴有中央支气管阻塞，特别多见于支气管淋巴结瘘患者。临床主要表现为午后低热、刺激性干咳等。影像学表现可见淋巴结肿大，中央支气管阻塞等。痰结核分枝杆菌检查及血结核基因相关检查可诊断，支气管镜下组织活检病理也可确诊。

4. 其他 一些少见疾病如支气管血管Dieulafoy病（杜氏病），常常表现为支气管周围血管发育畸形并凸显管腔。患者可无明显临床症状，也可有阻塞支气管引起咳嗽咳痰等。支气管动脉造影或增强CT、支气管内超声均可帮助鉴别。

二、诊疗思路

1. 中心气道狭窄 主要分为良性和恶性，其中成人良性气道狭窄主要为获得性，在我国最常见的病因则为结核、气管插管和（或）气管切开，而恶性中心气道狭窄的常见病因为气管原发恶性肿瘤和转移性恶性肿瘤。原发性气道肿瘤依次为鳞癌、腺样囊性癌、类癌、黏液表皮样癌及腺癌。不管良恶性肿瘤，支气管镜检查均是特异且敏感的诊断及评价气道内病变的检查手段。支气管镜下观察可以明确病变的定位、形态及狭窄段的直径和长度，还可以评价狭窄病变周围情况，尤其是狭窄远端气道。此外，需要时还可获取标本以进行组织病理诊断。对于一些少见疾病如支气管血管Dieulafoy病（杜氏病），可术前通过支气管动脉造影或增强CT检查明确，也可术中用支气管内超声（EBUS）评价并区分血管，进而避免活检引起大出血、窒息等风险。

2. 内镜治疗策略 过去支气管腔内病变主要借助外科手术方式治疗，随诊介入肺脏病学快速发展，其诊疗技术及设备不断完善，已能解决大部分支气管腔内病变。针对本例患者，其内镜直视下可观察为类圆形、包膜完整且带蒂新生物，其远端气道考虑合并阻塞性肺炎存在。我们可以选择高频圈套器进行瘤体圈套电切割方式将其完整摘除，但因术前患者未做支气管动脉造影及胸部增强CT，难以区分是瘤体还是畸形血管的可能。因此支气管镜检查中须用超声支气管镜探查并区分血管，进而更加安全、高效地完成诊治。

我们选用奥林巴斯BF-260型支气管镜、德国ERBE电切割治疗仪，在全麻下进行检查，圈套瘤体前先用奥林巴斯外周超声小探头对瘤体四周探查，确定为非血管回声后再用高频圈套器行瘤体圈套及电切割治疗。过程顺利，术中无出血，且瘤体被完整摘除，其基底部通过热凝固后色泽发白，远端右B9支少许黏液予以吸出，管腔通畅，圈套出的瘤体送检病理（病例6图3）。患者术中、术后生命体征均平稳，未诉有明显不适。2023年8月18日患者术后病理诊断提示为支气管平滑肌瘤（病例6图4）。

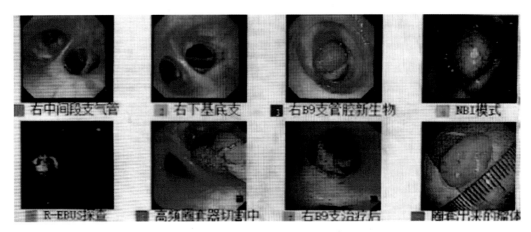

病例6图3　瘤体圈套出过程

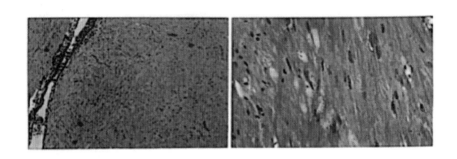

大体所见：
　　（右下支气管）气管镜活检组织；
　　送检灰白灰红色碎组织一堆，大小共计1.3cm×0.8cm×0.7cm。

病理诊断：
　　镜下见少量支气管粘膜组织，粘膜下见结节状、束状增生的梭形细胞。结合免疫组化结果，考虑为平滑肌瘤。

　　免疫组化示：肿瘤细胞：Vim（+）、SMA（+）、Des（+）、Ki-67（1%+）、CD117（少量+）、bcl-2（部分+）、CD99（+）、S-100（-）、CD34（-）、ER（-）、PR（-）、CK（-）。

病例6图4　术后病理

三、经验总结

　　随着介入肺脏病学的快速发展，支气管镜检查及治疗手段越来越多，除提高自身操作水平外，安全、高效、合理地利用现有的诊疗工具是每位操作医师需要术前充分评估并思考。支气管内平滑肌瘤缺乏具体的临床表现，极易误诊、漏诊，临床上应提高警惕。虽然气管平滑肌瘤为良性病变，但随着肿块增大，有阻塞气管导致窒息的风险。对于腔外型及混合型肌瘤建议手术治疗，对于带蒂瘤体可在充分评估，排除血管情况下使用电切或者联合冷冻治疗术根治性切除病变。呼吸介入技术治疗气道平滑肌瘤具有创伤小、术后可完全打通气道、恢复快和复发风险低等特点，临床并发症少且轻微，值得临床广泛推广。

（查显奎）

参考文献

[1]中华医学会呼吸病学分会.良性中心气道狭窄经支气管镜介入诊治专家共识[J].中华结核和呼吸杂志，2017，40（6）：408-418.

[2]北京健康促进会呼吸及肿瘤介入诊疗联盟.恶性中心气道狭窄经支气管镜介入诊疗专家共识[J].中华肺部疾病杂志，2017，10（6）：647-654.

[3]李强.介入肺脏病学及其用于呼吸系统疾病诊治临床现状[J].中国实用内科杂志，2013，33（2）：98-101.

[4]金发光，李王平．中心气道狭窄的诊断及介入治疗[J]．医学与哲学，2008，29（22）：7-9.

[5]王广发.良性中心气道狭窄的介入治疗[J].中华结核和呼吸杂志，2010，33（1）：14-16.

[6]戚良晨，马长金，韩振国.支气管平滑肌瘤的诊断及治疗[J].中华综合临床医学杂志，2005，7（1）：9-11.

[7]韩文彬，单建华，周允中.气管支气管平滑肌瘤的外科治疗[J].中华胸心血管外科杂志，2000，16（2）：108.

[8]陈磊，杨婧，王维红，等.经支气管镜介入技术治疗气道平滑肌瘤的临床研究[J].中国内镜杂志，2020，26（11）：65-70.

[9]Ernst A，Feller-Kopman D，Becker HD，et al.Central airway obstruction[J].Am J Respir Crit Care Med，2004，169（12）：1278-1297.

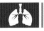

[10]Zaric B，Becker HD，Perin.Autofluorescence imaging videobronchoscopy improves assessment of tumor margins and affects therapeutic strategy in central lung cancer.[J]. Japanese Journal of Clinical Oncology，2010，40（2）：139-145.

病例7 左主支气管结核瘢痕狭窄型之闭塞后再通

一、病历摘要

（一）基本信息

患者女性，20岁，教师。2022年12月1日首次入住我院结核科。

主诉：间断咳嗽咳痰5个月，活动后气喘1个月。

现病史：5个月前患者至当地医院体检，查胸部CT异常，平时偶有咳嗽，咳痰咳白痰，诊断肺结核。予HRZE方案抗结核治疗至今。患者2022年10月6日至外院查胸部CT：左上肺不张，左肺散在结节状，斑点状密度增高影。近1个月来感活动后气喘、咳嗽，咳痰较前加重。2022年11月27日示左肺毁损，左肺多支不张。现患者为求进一步诊治，拟"肺结核、支气管结核"收住入科。病程中患者有咳嗽、咳痰、咳白痰，无胸痛，有胸闷不适。饮食、睡眠一般，大小便正常，体重较前减轻不明显。

既往史：无高血压、心脏病等病史，无手术及外伤史，无药物及食物过敏史。

个人史：无特殊。

婚育史：已婚、未生育。

家族史：否认家族性遗传病、精神病或类似病史。父母健在。

（二）体格检查

KPS 80分，气促指数评分3级，血压120/80mmHg。生命体征平稳，体形匀称，口唇无发绀。胸廓对称，左肺呼吸音减低，右肺呼吸音粗，未闻及明显干湿啰音及哮鸣音。心界正常，心率80次/分，律齐，各瓣膜听诊区未闻及病理性杂音。腹部查体未见异常。双下肢无水肿。神经反射未见明显异常。

（三）辅助检查

1. 实验室检查　入院查结核抗体弱阳性，但痰涂片找结核抗酸杆菌3次均阴性，痰一般细菌、结核分枝杆菌培养均阴性。血沉、血清G试验、GM试验正常范围内。其余血生化、血常规、血免疫组合、凝血功能等检查结果均正常。

2. 心电图检查　窦性心律、正常心电图。

3．B超检查　肝胆胰脾正常，心包微量积液，左侧胸腔少量积液，左肺部分实变。

4．影像学检查　胸部CT（2022年12月18日）（病例7图1）：左主支气管狭窄、近闭塞，左肺体积缩小呈实变影；右肺见少许结节状、类结节状密度增高影及磨玻璃状影，边界欠清，局部与邻近胸膜稍粘连；纵隔稍左偏，纵隔内见肿大淋巴结影，左侧胸腔少量积液。

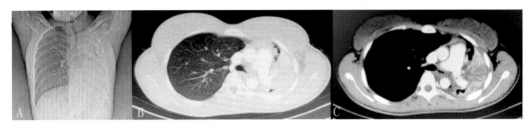

病例7图1　2022年12月18日胸部CT

注：A.胸片提示左肺不张；B.肺窗可见左侧支气管狭窄、左肺体积缩小；C.纵隔窗可见左侧支气管壁不规则增厚、左肺实变。

5．2022年12月13日首次支气管镜检查（病例7图1）　镜下见左主支气管管口呈瘢痕闭塞状态，右侧支气管黏膜光滑，管腔通常。在左侧支气管尝试用毛刷探查及金属导丝引导球囊扩张等，后见约1.5cm凹陷，于撕裂处予以CO_2冷冻治疗。

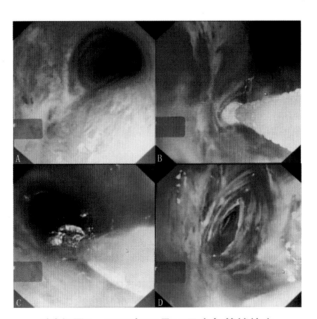

病例7图2　2022年12月13日支气管镜检查

注：A.气管隆突，左主支气管纤维增殖致管口瘢痕闭塞；B.左主支气管管腔探查、管口撕裂并行冷冻治疗；C.左主支气管尝试球囊扩张治疗；D.左主支气管管口显露，凹陷约1.5cm。

（四）入院诊断

1. 继发性肺结核

2. 支气管结核（瘢痕狭窄型）

（五）鉴别诊断

1. 支气管淀粉样变 可通过支气管镜鉴别。该病在胸部CT表现为管腔不同程度增厚，管壁弥漫性钙化及支气管肿块钙化。一般该病在支气管镜下可见气管管壁多灶或单灶隆起，或肥厚变形致管腔普遍狭窄，病理表现为气管—支气管黏膜下层淀粉样物质沉积。

2. 老年性气管—支气管软骨钙化 本病与年龄有关，几乎没有临床症状，不会导致气管壁增厚，镜下未见结节改变。

3. 支气管肺癌 中央型支气管肺癌可引起管壁不规则增厚伴管腔阻塞狭窄，临床可表现咳嗽咳痰及痰血等症状。支气管镜检查可窥及不规则新生物浸润，可取材行细胞学、组织病理学检查，具有诊断价值。

4. 复发性多软骨炎 是一种少见的累及全身多系统的疾病，表现为多部位软骨和结缔组织反复炎症表现。胸部CT一般表现为：气管和支气管壁的增厚钙化。与TO的广泛结节状钙化影有明显区别。支气管镜下表现为气管—支气管黏膜普遍增生、肥厚致管腔狭窄，软骨破坏者可见呼气时相应气道塌陷，导致患者通气困难。

5. 支气管结石症 临床常表现为迁延性严重的咳嗽、通常持续数年，伴或不伴痰血或咯血。胸部CT下表现为支气管腔内外的钙化灶。支气管镜镜下表现为淡黄色、质硬小石块状新生物嵌顿。结合胸部影像学检查和支气管镜检查较易诊断。

二、诊疗思路

1. 支气管结核的诊断标准及镜下表现 支气管结核（endobronchial tuberculosis，TBTB）是指发生在气管、支气管黏膜、黏膜下层及外膜（软骨和纤维组织）的结核病，属肺外结核。有10%～40%的活动性肺结核患者并发TBTB。

（1）临床症状和体征：TBTB起病相对缓慢，症状和体征多样，常缺乏特异性，故单纯从症状和体征上诊断TBTB有一定困难。活动性TBTB患者常有持续的刺激性咳嗽、咳痰、咯血，部分患者伴有发热、盗汗等症状；体征：听诊可闻及肺部局限性或弥漫性的哮鸣音，病变区域还可闻及干、湿性啰音等。遗留气道结构明显破坏的非活动性TBTB患者，其临床症状主要包括：慢性持续性咳嗽、活动后气促、呼吸困难、喘鸣等。体征往往与其累及的气道大小及导致气道狭窄的严重程度相关，表现为引流区域呼吸音低、喘鸣音、胸廓不对称、气管偏移等。故对有慢性持续性咳嗽、咳痰等症状的患者，且体检有局限性哮鸣音及干、湿啰音者，应考虑TBTB的可能。支气管镜检查将有利于确诊。

（2）影像学表现：①X线胸片：对于肺结核并发TBTB的患者，普通X线胸片主要表现为肺结核的影像学改变，如肺部浸润性改变等。若受累的支气管因结核病变而出现阻塞或闭塞时，X线胸片则可表现为引流区域的肺组织出现阻塞性肺炎、肺充气不良，直至肺不张。当阻塞的支气管局部存在活瓣效应时，引流区域的肺组织亦可能出现肺过度充气的影像学改变；若病变反复迁延，还可出现阻塞远端的支气管扩张。对于少数单纯性TBTB患者，普通X线胸片可无明显异常发现。因此，对临床疑似TBTB的患者，即使普通X线胸片未见明显异常亦不能完全排除TBTB的可能，必要时应进一步进行支气管镜检查；②胸部CT：与X线胸片相比，胸部CT检查不仅能够较全面地观察到病变的范围、性状及其与周围器官之间的毗邻关系，同时还能够较为清晰地显示病变段支气管的形态学改变，如气管、支气管壁的局部增厚，部分患者管壁可呈锯齿状或棘状突起，病损严重者可出现气管、支气管腔的狭窄，甚至管腔闭塞。此外，CT检查还能对TBTB的累及部位和范围、气管狭窄程度、狭窄段长度以及病损支气管的厚度等做出较为精确的判断。在中央气道因TBTB导致重度狭窄，常规支气管镜无法通过狭窄段时，胸部CT检查可为医生了解和掌握狭窄段远端的气道及肺组织病损情况提供有力的帮助；③多排螺旋CT以及三维图像重建技术的普及，CT扫描采集到的信息通过处理后，可对病损支气管及其周围组织进行不同切面、不同角度和不同方式的观察，从而比较准确地了解和掌握病变区域的细微特征。利用CT三维重建技术而产生的虚拟支气管镜影像可作为支气管镜检查的补充，对气管、支气管管壁以及管腔的情况进行观察，其精细程度可满足TBTB的诊断要求。对已确诊的TBTB患者，病变段支气管的三维CT图像不仅能够准确的计算病变累及范围，更可以准确掌握气道狭窄的程度，从而为进一步支气管镜检查及制定腔内介入治疗方案提供重要参考。

（3）支气管结核镜下表现及分型：支气管镜检查是诊断支气管结核的必要手段。根据我国专家共识，提出对TBTB治疗方案的选择及转归判断更具指导意义的"5型"分型标准。即：Ⅰ型：炎症浸润型；Ⅱ型：溃疡坏死型；Ⅲ型：肉芽增殖型；Ⅳ型：瘢痕狭窄型；Ⅴ型：管壁软化型。其支气管镜下的具体表现如病例7图3。

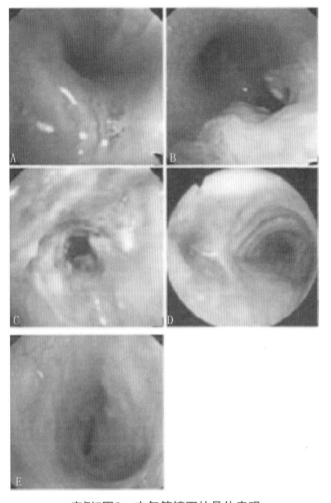

病例7图3 支气管镜下的具体表现

注：A. Ⅰ型：炎症浸润型；B. Ⅱ型：溃疡坏死型；C. Ⅲ型：肉芽增殖型；D. Ⅳ型：瘢痕狭窄型；E. Ⅴ型：管壁软化型。

2. 内镜治疗策略 针对本例的分型，应归属Ⅳ型（瘢痕狭窄型）：属结核性病变的愈合期，正常的支气管黏膜组织被增生的瘢痕纤维组织所取代，由于瘢痕组织增生加之瘢痕挛缩常导致病变所累及的支气管管腔闭塞，此时的结核性病变多已稳定或痊愈，刷检找抗酸杆菌多为阴性，组织活检也多无异常发现。

支气管腔内介入治疗：瘢痕狭窄型支气管结核通常可采用高压球囊扩张气道成形治疗，对此型中受累气道瘢痕轻度增生、管腔轻度狭窄的患者，可首先采用腔内高压球囊扩张气道成形术，该方法的近期有效率可达到70%～90%，部分患者经扩张后瘢痕组织存在回缩现象，故需要反复地进行扩张治疗，大部分患者经过2次以上的治疗后，受累气道即可基本恢复通畅。对于部分受累气道瘢痕组织增生明显，管腔高度狭窄甚至闭塞，在单纯采用球囊扩张气道成形术治疗后效果欠佳的患者，可根据三维CT影像的显示、导航设备引导、金属导丝探查等，对过度增生的瘢痕组织采用热烧灼的方法（如高频电刀、氩气刀或激光等）予以切除，其后再配合以球囊扩张气道成形术治疗，通过上述联合治疗，绝大多数患者的气道均可基本恢复通畅，极少数经上述联合治疗反复多次仍难以维持气道开放状态的患者，则需要在此基础上再联合进行腔内支架的植入。原则上支架种类的选择以能够方便取出的硅酮支架或全覆膜金属支架为宜，由于金属网眼裸支架植入后存在着较高的再狭窄发生率，故需审慎使用，并且植入后需进行密切的支气管镜检查随访。若患者气道出现严重狭窄，内镜下姑息治疗无效时，可考虑行气管节段性切除重建以提高患者生存质量，即气管环形切除端端吻合术。目前公认最多可以切除气管全长的一半并行一期吻合。为安全起见，临床上通常切除4～5cm已属大段切除，罕有超过此界限者。

该患者年轻，左侧支气管属于完全性闭塞，伴有左肺不张，且患者出现明显的咳嗽咳痰及闷喘症状。经与患者及家属沟通后暂不行手术治疗，拟继续支气管镜下行腔内介入治疗。

3. 治疗过程及疗效　我们选用奥林巴斯BF-1T260型支气管镜、久虹球囊导管（直径12mm），每次在全麻下进行操作。在支气管镜下对患者左侧支气管行导丝引导及探查，渐渐深入性球囊扩张＋局部CO_2冷冻及腔内注入阿米卡星0.2＋INH 0.1治疗。每月复查1～2次支气管镜并行腔内治疗。患者2023年1月11日首次打通左主支气管并进入远端，截至2023年6月9日患者最后一次复查支气管镜（病例7图5），提示左主支气管瘢痕狭窄趋于稳定，管腔较前明显通畅，无明显回缩，支气管镜均能顺利进入远端。2023年2月1日复查胸部CT提示左肺已经复张。2023年5月6日胸部CT（病例7图4）提示左肺复张稳定、肺内仅遗留少许条索状影。

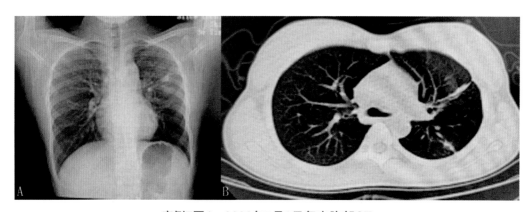

病例7图4　2023年5月6日复查胸部CT

注：A. 胸部X光片显示左肺复张；B. 胸部CT肺窗显示左肺膨胀良好，肺内少量索条影。

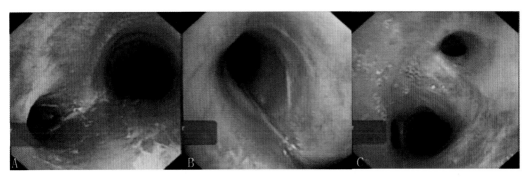

病例7图5　2023年6月9日复查支气管镜

注：A. 气管隆突，左主支气管管口较前增大；B. 左主支气管管腔通畅，管径较前增大；C. 左主支气管远端，左上支气管管口略狭窄

三、经验总结

本例患者诊断系非活动性瘢痕狭窄型支气管结核，治疗原则上依据我国支气管结核专家共识意见。针对此型治疗通常可采用高压球囊扩张气道成形治疗，对此型中受累气道瘢痕轻度增生、管腔轻度狭窄的患者，可首先采用腔内高压球囊扩张气道成形术，该方法的近期有效率可达到70%～90%，部分患者经扩张后瘢痕组织存在回缩现象，故需要反复地进行扩张治疗或联合冷冻治疗。大部分患者经过2次以上的治疗后，受累气道即可基本恢复通畅，具体根据个体差异及病变损伤程度决定。对于部分受累气道瘢痕组织增生明显，管腔重度狭窄，在单纯采用球囊扩张气道成形术治疗后效果欠佳的患者，可根据三维CT影像的显示，对过度增生的瘢痕组织采用热烧灼的方法（如高频电刀、氩气刀或激光等）予以切除，其后再配合以球囊扩张气道成形术、冷冻等治疗，通过上述联合治疗，绝大多数患者的气道均可基本恢复通畅，极少数经上述联合治疗反复多次仍难以维持气道开放状态的患者，则需要在此基础上再联合进行腔内支架的植入。原则上支架种类的选择以能够方便取出的硅酮支架或全覆膜金属支架为宜，由于金属网眼裸支架植入后存在着较高的再狭窄发生率，故需审慎使用，并且植入后需进行密切的支气管镜检查随访。

（查显奎　吕莉萍）

参考文献

[1]《中华结核和呼吸杂志》编辑委员会.支气管结核的几点专家共识[J].中华结核和呼吸杂志，2009，32（8）：568-571.

[2]柳仓生，张捷，范勇，等.纤维支气管镜介入抗结核凝胶治疗支气管结核50例观察[J].中国内镜杂志，2002，8（11）：66-67，69.

[3]张艳，欧勤芳.CT对进展期肺结核的价值[J].临床肺科杂志，2006，11（4）：533-534.

[4]张培元.肺结核诊断和治疗指南[J].中华结核和呼吸杂志，2001，24（2）：70-74.

[5]姜红妮，瞿介明，何礼贤.气管-支气管结核诊断及治疗进展[J].中国防痨杂志，2000，22（1）：50-54.

[6]肖芃，赵自洁，刘伟光.纤维支气管镜在支气管结核治疗中的应用[J].中华结核和呼吸杂志，2001，24（2）：116.

[7]Mary S.M.Ip，S.Y. So，W.K.Lam，et al.Endobronchial Tuberculosis Revisited[J]. Chest，1986，89（5）：727-730.

[8]T，Rikimaru，M，Kinosita，H，Yano，etc.Diagnostic features and therapeutic outcome of erosive and ulcerous endobronchial tuberculosis[J]. The international journal of tuberculosis and lung disease : the official journal of the International Union against Tuberculosis and Lung Disease，1998，2：558-562.

病例8 声门下良性气道狭窄完全闭塞后再通

一、病历摘要

（一）基本信息

患者男性，30岁，安徽省六安市人，外卖专员。于2023年2月19日首次入住我科。

主诉（代）：气管切开术后近5个月，呼吸困难1个月。

现病史：患者2022年9月14日因外伤急诊入住外院，行相关检查诊断为脑出血。急诊行手术治疗，并于术后第7天行气管切开术。患者术后恢复可，于2023年1月尝试拔除气管套管，但拔管后随即出现呼吸困难。后患者尝试封堵气管套管，仍出现呼吸困难且不能发声，为求进一步诊治来我院。该患者病程中精神可，饮食及二便正常，睡眠一般，近期体重无明显减轻。

既往史：2022年9月14日因外伤行颅脑手术治疗，2022年9月21日行气管切开置管术。无高血压、心脏病等病史，无药物及食物过敏史。

个人史：否认吸烟及饮酒嗜好。

婚育史：已婚已育。

家族史：否认家族性遗传病、精神病或类似病史。

（二）体格检查

KPS 90分，气促指数评分0级，血压130/80mmHg。生命体征平稳，体形中等，口唇无发绀。神清、精神尚可，右侧颅骨部分缺如，头部呈手术后改变。气管居中，呈气管切开状态、置入金属套管一根。听诊右下肺呼吸音略低，余肺呼吸音粗，未闻及明显干湿啰音及哮鸣音。心界正常，心率75次/分，律齐，各瓣膜听诊区未闻及病理性杂音。腹部查体未见异常。双下肢无水肿。神经反射未见明显异常。

（三）辅助检查

1. **实验室检查** 血常规、生化指标、血凝及大小便常规化验基本正常。痰涂片找抗酸染色、痰涂片一般细菌检查均阴性。

2．床边心电图检查　窦性心动过缓。

3．2023年2月13日（外院）胸部CT检查（病例8图1）　气管内见金属气管套管，套管上缘闭塞，下缘通畅。

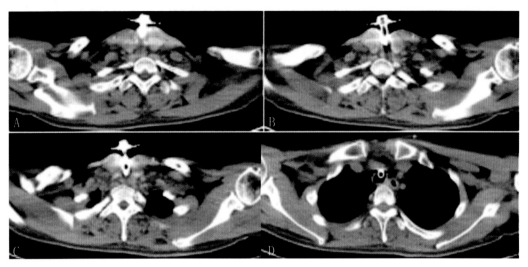

病例8图1　2023年2月13日（外院）胸部CT检查

4．2023年2月22日我院首次支气管镜检查（病例8图2）　声门下气管上段完全性瘢痕闭锁。

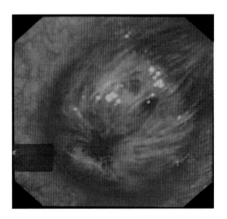

病例8图2　首次支气管镜检查

（四）入院诊断

1．声门下狭窄

2．气管切开术后拔管困难

3．脑出血术后恢复期

二、诊疗思路

1. 良性中心气道狭窄的诊断标准及镜下表现　良性中心气道狭窄是指气管、左右主支气管及右中间段支气管因各类良性病变引起的气道狭窄，可导致患者在临床上出现不同程度的呼吸困难甚至窒息死亡。其病因分为先天性和获得性两类，其中成人良性气道狭窄主要为获得性良性气道狭窄，国外最常见的病因为气管插管和（或）气管切开术后气道狭窄，国内最常见的病因则为结核、气管插管和（或）气管切开。本例患者系医源性创伤因素导致的瘢痕狭窄，而气管切开术和气管插管后气道狭窄在医源性气道损伤中最常见。根据2017年我国良性中心气道狭窄专家共识发布内容，本例患者应定位于声门下狭窄（病例8表1），瘢痕挛缩型（病例8表2）；狭窄程度为6级、完全闭塞（病例8表3）。

病例8表1　良性中心气道狭窄的定位

数字代码	名称	位置
1	声门下狭窄	病变侵及声门下 2cm 以内区域
2	声门下狭窄	病变侵及声门下 2cm 以内及隆突区域 3
3	隆突狭窄	病变侵及隆突部位
4	双侧主支气管狭窄	右主和（或）中间段支气管和左主支气管
5	单侧主支气管狭窄	右主和（或）中间段支气管，左主支气管

病例8表2　良性中心气道狭窄的类型

狭窄的类型	数字代码	管腔内生长
结构性	1	管腔内生长
	2	外源性压迫
	3	瘢痕挛缩
	4	扭曲变形
动力性.	5	气道膜部向内膨出
	6	气道软化

病例8表3　良性中心气道狭窄的程度

数字代码	狭窄程度（%）
1	< 25
2	26 ~ 50

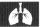

续表

数字代码	狭窄程度（%）
3	51 ~ 75
4	76 ~ 90
5	＞ 90 几近完全闭塞
6	完全闭塞

2．内镜治疗策略　过去良性气道狭窄的治疗主要是外科手术治疗，但外科手术创伤大、风险高、容易复发，有相当多的患者并不适合外科治疗且术后并发症亦不少见。随着球囊扩张、高频电刀、激光、冷冻、气道支架等技术的发展，经支气管镜介入治疗已逐渐成为处理良性气道狭窄的主要手段。针对本例瘢痕挛缩型狭窄，其可选择的治疗流程包括：①针形电刀或激光切开松解瘢痕组织；②球囊或硬质支气管镜扩张狭窄气道；③冷冻处理狭窄气道表面；④气道狭窄部位局部应用药物（如细胞毒药物、糖皮质激素及免疫抑制剂等）抑制瘢痕肉芽组织增生。

3．治疗过程及疗效　我们选用奥林巴斯BF-260型支气管镜、镭健科技的Nd：YAG激光治疗机、久虹高压球囊导管、北京库蓝冷冻治疗仪器。每次在全麻下进行治疗。2023年2月22日首次采用激光在瘢痕中心点环周行热切割治疗，并用金属导丝探查远端管腔。后导丝成功脱空并确认进入气管内后，改用16mm高压球囊导管行气管扩张成形术，反复扩张后观察气管管腔较前明显增大（病例8图3）。

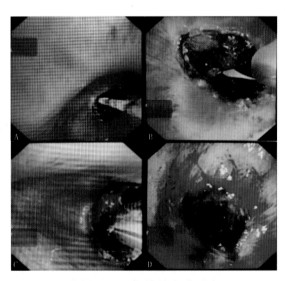

病例8图3　气管扩张成形术

注：A. 声门下闭锁区中心点行激光环周切割治疗；B. 激光治疗后用金属导丝探查远端管腔；C. 16mm 高压球囊导管对狭窄气道行扩张成形术；D. 原声门下闭锁气道恢复通畅。

本病例因考虑为完全性瘢痕闭锁气道，选择激光治疗相对其他热治疗手段切割速度快、炎性反应轻。但仍不容忽视激光治疗能量大，有导致气管穿孔、气道内着火等风险，应由具备操作经验者优先使用。另外，因为在热疗过程中会损伤正常黏膜组织引起局部坏死、肉芽肿生长、瘢痕再挛缩，从而导致管腔进一步狭窄可能。有观点认为，热疗后在同一部位行冷冻治疗，可以有效地避免肉芽增殖，因此我们后期治疗选择清除坏死物，尽量避免再次热治疗，选择每月1~2次球囊巩固性扩张＋局部冷冻治疗，同时临床给予局部雾化吸入化痰药物及小剂量激素。经过近半年时间的随访及治疗，患者现基本恢复发声、每天堵管时间长达10个小时以上。截至2023年8月8日复查支气管镜显示原声门下气道瘢痕狭窄周边光滑，管径维持在1.2cm左右，拟1个月后复查支气管镜并尝试拔管（病例8图4）。

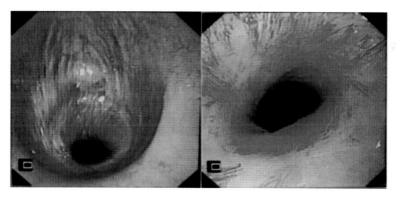

病例8图4　1个月后复查支气管镜并尝试拔管

三、经验总结

良性中心气道狭窄支气管镜下处理方式的选择依赖于病因、病情的严重程度、病变类型、疾病分期、患者的一般情况和医师的经验。应在充分治疗原发病的基础上，联合使用介入治疗手段，了解各种治疗手段优缺点，制订个体化治疗标准。良性中心气道狭窄治疗的目标或终点应着眼于缓解患者的症状，维持患者的生存及提高患者的生活质量，而非追求气道狭窄结构的完全恢复，以免治疗过度导致更严重的并发症和不必要的花费。经支气管镜介入治疗技术具有创伤小，对患者心肺功能的要求低，免除外科手术带来的痛苦和更高风险，已成为良性中心气道狭窄的主要治疗手段。

（查显奎）

参考文献

[1]中华医学会呼吸病学分会.良性中心气道狭窄经支气管镜介入诊治专家共识[J].中华结核和呼吸杂志，2017，40（6）：408-418.

[2]王婷，张杰，王娟，等.气管插管或气管切开后气管狭窄的内镜诊疗[J]. 中华结核和呼吸杂志，2015，38（8）：627-629.

[3]李亚强，李强，白冲，等.良性中央气道狭窄386例病因分析及腔内介入治疗的疗效评价[J]. 中华结核和呼吸杂志，2008，31（5）：364-368.

[4]李强，白冲，董宇超，等.高压球囊气道成形治疗良性近端气道狭窄[J]. 中华结核和呼吸杂志，2002，25（8）：481-484.

[5]苏柱泉，魏晓群，钟长镐，等.良性气管狭窄158例病因及介入治疗疗效分析[J].2013，36（9）：651-654.

[6]李梦怡，宫蓓蕾，李伟，等.内镜下激光治疗重度良性中心气道狭窄疗效分析[J].中华全科医学，2022，20（6）：923-926.

[7]deLorimier AA，Harrison MR，Hardy K，et al.Tracheobronchial obstructions in infants and children. Experience with 45 cases[J].Ann Surg，1990，212（3）：277-289.

[8]*Majid A，Guerrero J，Gangadharan S*，et al.Tracheobronchoplasty for severe tracheobronchomalacia：a prospective outcome analysis[J].Chest，2008，134（4）：801-807.

[9]Ernst A，Feller-Kopman D，Becker HD，et al.Central airway obstruction[J].Am J Respir Crit Care Med，2004，169（12）：1278-1297.

病例9　恶性气道狭窄支架取放

一、病历摘要

（一）基本信息

患者女性，69岁。

主诉：咳嗽、咳痰1个月余。

现病史：患者2021年5月起无明显诱因下出现咳嗽、咳痰伴胸闷、气喘不适，就诊当地医院行胸部CT检查示气管狭窄伴周围软组织包裹影。2021年6月30日急诊就诊我科行全麻气管镜下介入治疗，镜下示气管中段外压狭窄。与患者家属沟通后急诊在气管狭窄处放置金属支架1枚。后就诊外院行骨髓瘤相关治疗（具体不详）。现咳嗽、咳痰仍有，时感胸闷、气喘不适。2021年8月9日入院。

既往史：多发性骨髓瘤4年，近期外院予骨髓瘤相关治疗（具体不详）。2021年7月外院诊断上肢深静脉血栓，予利伐沙班抗凝治疗。否认传染病、手术及特殊食物药物过敏史等。

个人史：无吸烟史，无饮酒史。

婚育史：适龄结婚，子女体健。

家族史：否认家族性遗传病、精神病或类似病史。

（二）体格检查

KPS 40分，气促指数评分 3级，血压116/75mmHg。神志清醒，呼吸急促，对答基本切题，查体合作。全身皮肤黏膜无黄染，全身浅表淋巴结无肿大，颈软，颈部见不规则包块，气管右偏。两侧胸廓对称，两肺呼吸动度及语颤减弱，两肺叩诊清音，听诊两肺呼吸音低，两肺闻及散在湿性啰音，未闻及胸膜摩擦音及胸膜摩擦感。心界叩诊无扩大，心率110次/分，节律齐，心音正常，无杂音。腹部平坦，无腹部压痛 无腹部反跳痛，肝脏未触及，脾脏未触及，颈静脉回流征阴性。

（三）辅助检查

1. 实验室检查　血常规、肝肾功能、电解质、感免四项等未见明显异常。

2. 心电图示窦性心律。双上肢深静脉彩超示未见明显血栓形成。

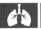

3. 影像学检查（病例9图1）　外院胸部CT（2021年6月）示：气管右偏、高度狭窄，左颈部肿物。

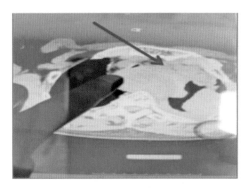

病例9图1　气管高度狭窄

我院胸部CT（2021年8月9日）（病例9图2）：示左颈部团块影，邻近气管、食管受压推移，气管内见致密影。

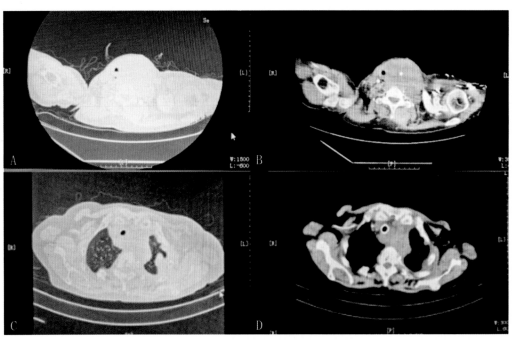

病例9图2　胸部CT（2021年8月9日）

注：A.肺窗；B.纵隔窗；C.肺窗；D.纵隔窗（支架置入术后）

4. 支气管镜检查（2021年6月30）（病例9图3）　示气管中段可外压狭窄，长约4cm，狭窄段下缘距门齿约25cm。左上、舌、下及右上、中、下各支气管轻度充血水肿，管腔内少许黏液性分泌物予以吸除，管腔通畅，未见新生物。与患者家属沟通后在气管狭窄处放置金属支架一枚（16mm×60mm），放置过程顺利，术后见支架位置及膨胀良好。

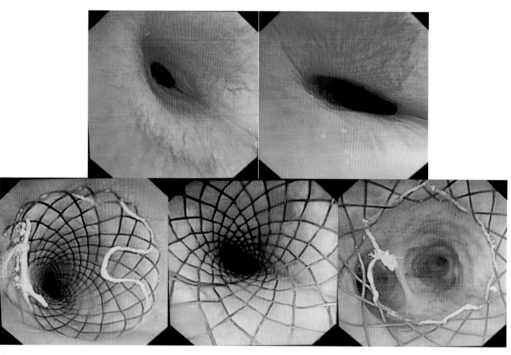

病例9图3 支气管镜检查（2021年6月30）

支气管镜检查（2021年8月17日）（病例9图4）：气管中段见金属裸支架在位，内壁见较多肉芽增殖遮蔽部分网眼，左上、舌、下及右上、中、下各支气管轻度充血水肿，管腔内少许黏液性分泌物予以吸除，管腔通畅，未见新生物。

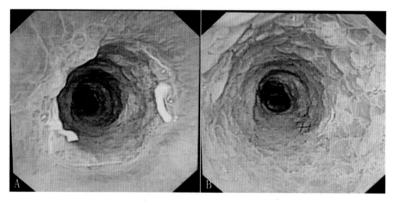

病例9图4 支气管镜检查（2021年8月17日）
注：A.金属裸支架取出前；B.金属裸支架取出前。

支气管镜检查（2021年8月20日）（病例9图5）：软镜引导下插入硬镜鞘管，镜下见气管中断金属裸支架一枚在位，金属网眼中见肉芽增殖，与患者家属沟通并征得同意后，用硬质活检钳旋转支架上缘，待局部松动后直接提拉取出，观察局部黏膜少许渗血，止血满意后放置Y型硅酮支架一枚（Y18-14-14），于支架内行球囊扩张一次并调整支架位置，观察支架上下缘贴合良好，左支两侧支气管管腔通畅，未见新生物。术程顺利，术后安返。

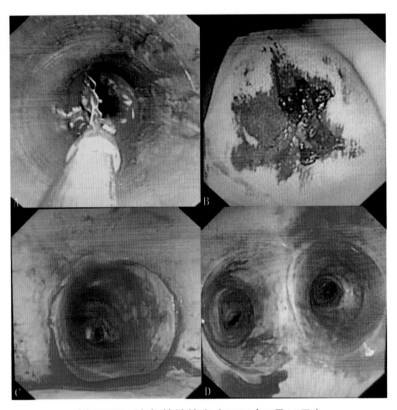

病例9图5　支气管镜检查（2021年8月20日）

注：A硬镜下取支架；B取出的金属裸支架；C.硅酮支架上缘；D.硅酮支架内壁。

（四）初步诊断

1. 气管狭窄。

2. 气管支架置入术后（Y型硅酮支架）。

3. 多发性骨髓瘤。

（五）鉴别诊断

1. 气管良性肿瘤　种类多、形态不一。多数瘤体生长缓慢、表面光滑、黏膜完整常带蒂，不发生转移，但切除不彻底易复发，如错构瘤、纤维瘤、平滑肌瘤等。

2．气管恶性肿瘤　大多生长于软骨环与膜部交界处，最常见为鳞状上皮癌；次之为腺样囊性癌；此外尚有少见类癌、黏液上皮样癌、癌肉瘤等。

3．气管继发肿瘤　喉、支气管、肺、甲状腺、食管、纵隔等处原发恶性肿瘤侵入气管形成。

二、诊疗思路

1．气管狭窄的诊断及镜下表现

（1）中央气道狭窄包括恶性狭窄和非恶性狭窄，其中恶性狭窄远超非恶性狭窄。恶性中央气道狭窄病因主要系原发性肺癌及其他食管癌、甲状腺癌、乳腺癌等转移所致。按狭窄的解剖一般可分为三种：①腔内肿瘤引起；②外源性压迫；③混合性。该种类型最常见，通常源自气道外并侵犯到管腔中。

（2）该患者多发性骨髓瘤长期院外治疗史，病情反复，结合胸部CT示伴颈部转移引发邻近气管、食管受压推移。根据气管镜下表现，患者气管狭窄属管外型，即肿瘤在管壁外生长，压迫管壁致管腔狭窄。狭窄段位于主气管中1/3段。

2．内镜下对于管外型气管狭窄的治疗策略

（1）气管恶性狭窄镜下介入治疗技术包括硬质气管镜、激光、高频电灼、APC、冷冻、球囊扩张、气道内支架置入以及光动力治疗等，临床往往可能需多种方法联合治疗。

（2）管外压迫型肿瘤引起的气道狭窄，气道堵塞大于50%，为缓解气道狭窄，可直接放置气管支架迅速缓解症状，为患者后续进一步放化疗等肿瘤原发病治疗创造条件。

三、经验总结

1．自20世纪下半叶起，气管支架已用于气管支气管病变。目前支架主要包括金属支架和硅酮支架，其中金属支架又包括覆膜支架、未覆膜支架。金属支架与硅酮支架相比易于植入，可迅速带来短期效果，但移位、断裂、肉芽等并发率高，临床处理较困难而硅酮支架在气管支气管狭窄中取得较好疗效。

2．对于腔内型肿瘤，临床消融作为首选；对混合或外压型肿瘤，可先放置支架，改善气道压迫症状后，尽快序贯肿瘤放、化疗等原发病治疗。

3．该患者前期气管重度狭窄，病情危重，快速放置金属裸支架畅通气道，挽救生命。明显并发肉芽增殖后，及时取出，更换定制硅酮支架继续改善气道压迫

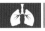

症状。

（王月明　唐　飞　吕莉萍）

参考文献

[1]王洪武.恶性原发性中央型气道肿瘤新的分型和支气管镜新的诊断方法探讨[J].中华临床医师杂志（电子版），2013，7（21）：9423-9425.

[2]王洪武.中央型气道新的八分区方法和恶性气道肿瘤的治疗策略[J].临床荟萃，2016，31（11）：1167-1169.doi：10.3969/j.issn.1004-583X.2016.11.002.

[3]王洪武.恶性气管狭窄的多学科综合治疗——北京地区专家共识[J].肿瘤防治研究，2014，41（1）：94-96.

[4]Lortet-Tieulent J，Soerjomataram I，et al.International trends in lung cancer incidence by histological subtype adenocarcinoma stabilizing in men but still increasing in women[J].Lung Canser，2014，84（1）：13-22.

病例10　激光消融用于气管插管术后气管良性狭窄

一、病历摘要

（一）基本信息

患者男，56岁。

主诉： 反复咳嗽伴闷喘1月余，加重2天。

现病史： 患者2022年8月因急性心梗就诊当地医院予以冠状动脉支架置入，期间气管插管呼吸机辅助通气，经积极抢救治疗，最终病情平稳出院。2022年10月初起逐渐出现胸闷、气喘，且胸闷、气喘呈进行性加重。2022年10月18日行胸部CT示气管上段高度狭窄，随即转入我院进一步治疗。2022年10月24日及2022年11月1日行全麻气管镜下介入治疗2次，症状明显改善后办理出院。患者2022年11月19日无明显诱因下再次出现胸闷、气喘症状加剧，2022年11月21日再次就诊我科。

既往史： 2022年8月急性心梗在当地医院行"冠脉支架置入术"（具体不详），术后长期予替格瑞洛、阿司匹林、阿托伐他丁等抗血小板聚集、降脂等对症治疗，余无特殊。

个人史： 20支/日，30年，已戒3个月余。无饮酒史。

婚育史： 适龄结婚，子女体健。

家族史： 否认家族相关疾病史。

（二）体格检查

体温36.5℃，脉搏66次/分，呼吸19次/分，血压139/87mmHg。神志清醒，呼吸平稳，对答切题，口齿清晰，查体合作。全身皮肤黏膜无黄染，全身浅表淋巴结无肿大，颈软，无颈静脉充盈，无颈静脉怒张，气管居中，双侧甲状腺无肿大。胸廓正常，无肋间隙增宽，双肺叩诊清音，呼吸音清音，未闻及干湿啰音，未闻及哮鸣音，心界叩诊无扩大。心率66次/分，节律齐，心音正常，无杂音。腹部平坦，无腹部压痛，无腹部反跳痛，肝脏未触及，脾脏未触及，颈静脉回流征阴性。脊柱正常，活动正常，四肢正常，活动正常，关节正常，双下肢无水肿。

（三）辅助检查

1. 实验室检查　血常规、肝肾功能、心肌酶谱、电解质、凝血全套、感免五项、肌钙蛋白及脑钠肽前体等未见明显异常。

2. 心电图　示窦性心律，正常心电图。

3. 心脏彩超　示主动脉瓣、二尖瓣少量反流，轻度肺动脉高压伴三尖瓣轻度反流、左室舒张功能减低，LVEF 61%。

4. 影像学检查（病例10图1）　2022年11月23日胸部CT检查示：气管上段管腔明显狭窄。

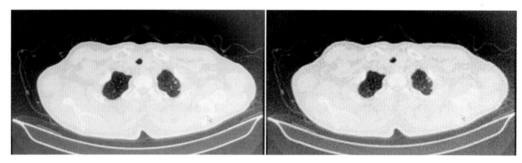

病例10图1　影像学检查

5. 支气管镜检查（2022年11月25日）（病例10图2）　示声门下气管上段见纤维增生瘢痕形成致管腔环形狭窄，支气管镜不能通过（外径6.0mm）。在气管狭

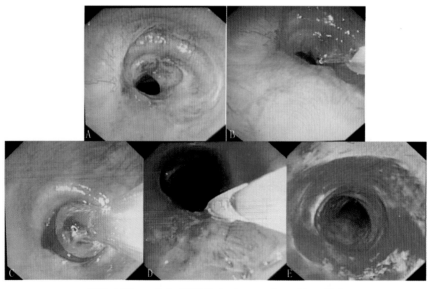

病例10图2　支气管镜检查（2022年11月25日）

注：A.气管狭窄治疗前；B.激光松解；C.球囊扩张；D.冷冻治疗。

窄段行气管病损激光烧灼术，并辅以球囊导管行气管镜下气管扩张术，术中少许渗血，治疗后观察气管狭窄处管腔较前明显增大，局部辅以冻融治疗。内镜顺利进入后见隆突锐利，远端气管中下段、左上、舌、下及右上、中、下各支气管黏膜光滑，管腔内少许黏液性分泌物予以吸除，管腔通畅，未见新生物。

（四）入院诊断

1. 气管良性狭窄

2. 冠状动脉粥样硬化性心脏病

3. 心肌梗死恢复期（冠脉支架置入术后）

（五）鉴别诊断

1. 支气管哮喘　在发作期的症状与本病的症状高度相似，均可出现咳嗽、咳痰、呼吸困难特别是喉中喘鸣音，是两病在发作期的典型特征，但气管支气管狭窄性支气管镜检查可见明显占位性病变，且一般无相关疾病史，而哮喘患者则有明确的发作疾病史，且通常由于过敏、激烈运动等可诱发，因此主要通过支气管镜检查和发病诱因进行诊断。

2. 肺结核　活动性肺结核常伴有低热、乏力、盗汗、咯血等症状；咳嗽和咳痰的程度与肺结核的活动有关。X线性检查可发现肺病变、痰结核菌阳性，老年肺结核毒性症状不明显。由于慢性支气管炎症状的掩盖，长期未发现，应特别注意。

3. 支气管扩张　多发生在儿童或青少年，常发生在麻疹、肺炎或百日咳后，有大量脓痰和咯血。湿啰音可以在两个肺的下部听到。X检查两肺下支气管阴影加深，严重病变可见卷发阴影。支气管碘油造影显示柱状或囊状支气管扩张。

二、诊疗思路

1. 气管良性狭窄诊断标准及镜下表现

（1）气管良性狭窄指气管支气管结核、气管切开、手术、外伤引起瘢痕挛缩性狭窄，及复发性软骨炎等引起气道软化、塌陷性狭窄。

（2）该患者气管插管后出现胸闷、气喘症状，结合患者胸部CT及气管镜下所示纤增瘢痕狭窄，患者气管插管后引起良性狭窄诊断明确。

（3）目前国内气管良性狭窄主要原因是气管插管（或气管切开）术后和气管-支气管结核，其中气管插管是良性气管狭窄最主要的原因，约占所有病因的30%。

2. 内镜下对于气管插管后良性狭窄的治疗策略

（1）气管良性狭窄病因多样，患者个体情况差异明显，需结合病因及患者个体情况综合制订合理的治疗方案。目前治疗方式主要包括传统手术、药物（丝裂霉

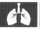

素、紫杉醇等）和内镜下的介入治疗。

（2）该患者灵活应用了激光、球囊、冷冻等多种气管镜下介入技术组合，效果显著，获益明显。

三、经验总结

1. 过去对于气道良性狭窄治疗多为外科手术切除或重建等，但因创伤大、风险高以及部分患者病变范围过长、基础状况较差等原因，使外科手术适应用受限，且术后存在吻合口瘢痕引发再狭窄。

2. 随着气管镜介入治疗技术的不断发展，针对良性增生性病变的热消融技术（高频电刀、激光等）、抑制肉芽组织增生的冷冻技术、机械扩张瘢痕狭窄的球囊扩张和硬质支气管镜扩张以及支架置入等，成为处理良性气道狭窄的主要手段。

3. 对于气道良性狭窄人群，支架置入是把双刃剑，短期内置入支架可能会获益，但后续并发的移位、肉芽增殖等问题也不易解决。

（王月明）

参考文献

[1]丁卫民等.球囊扩张术治疗支气管结核气道狭窄的临床价值[J].中华结核和呼吸杂志，2010，33（7）：510-514.doi：10.3760/cma.j.issn.1001-09392010.07.008.

[2]Zhang J，et al.Effect of three interventionalbronchoscopic methods on tracheal stenosis and the formation of granulation tissues in dogs[J].Chin Med J（Engl），2010，123（5）：621-627.

[3]Shitrit D，et al.Bronchoscopie balloondilatation of tracheobronchial stenosis：long-term follow-up[J].Eur J Cardiothorac Surg，2010，38（2）：198-202.DOI：10.1016/j.ejcts.2009.11.056.

[4]张杰，等.经支气管镜治疗良性瘢痕增生性气道狭窄方法的比较[J].中华结核和呼吸杂志，2011，34（5）：334-338.DOI：10.3760/cma.j.issn.1001-0939.2011.05.007.

病例11 食管气管瘘反复治疗失败后再次置入硅酮Y支架

一、病历摘要

（一）基本信息

患者男性，66岁。

主诉：发现食管气管瘘1年余，咳嗽、咳痰2个月。

现病史：2021年1月食管鳞癌手术，术后出现食管气管瘘，当地医院予封堵器封堵，后移位取出，就诊我院放置Y型硅酮支架。2021年11月就诊上海某院行食管气管瘘外科修补术，并更换为Y型覆膜支架。2022年3月10日再次就诊上海复查气管镜及胃镜提示瘘口修补尚可，取出气管支架。2022年3月中旬起出现咳嗽、咳痰症状加剧，未予重视。为寻求进一步诊治，2022年5月来我院就诊。

既往史：2021年1月食管癌手术史，2021年11月食管气管瘘外科修补术。

个人史：无特殊。

婚育史：适龄结婚，子女体健。

家族史：否认家族性遗传病、精神病或类似病史。

（二）体格检查

T 36.9℃，P 87次/分，R 18次/分，Bp 120/70mmHg。神志清楚，呼吸平稳，对答切题，口齿清晰，查体合作。全身皮肤黏膜无黄染，全身注线表淋巴结无肿大，颈软，无颈静脉充盈，无颈静脉怒张，气管居中，双侧甲状腺无肿大。胸廓正常，胸壁见多处术后瘢痕，胸骨部分缺如，双肺叩诊清音，呼吸音清音，闻及湿啰音音，未闻及哮鸣音，心界叩诊无扩大。心率87次/分，节律齐，心音正常，无杂音。腹部平坦，见手术瘢痕良，无腹部压痛，无腹部反跳痛，肝脏未触及，脾脏未触及，颈静脉回流征阴性。脊柱正常，活动正常。四肢异常，右上肢缺如，余肢体活动正常，关节正常，双下肢无水肿。

（三）辅助检查

1. 实验室检查　血常规：血常规示中性粒细胞百分比76.1%、淋巴细胞百分比17.4%、红细胞3.11×10¹²/L、血红蛋白97g/L、血小板计数151×10⁹/L；降钙素原3.28ng/L；生化示：总胆红素22.3μmol/L、直接胆红素3.9μmol/L、间接胆红素18.4μmol/L、白蛋白30.3/L；余感免四项、凝血未见明显异常。

2. 心电图示 窦性心律。

3. 影像学检查（病例11图1） 2022年5月16日胸部CT：胸腔胃，呈术后改变，残余食管腔局部与气管相通，两肺斑点、片状影，两侧胸腔少量积液，临近肺组织受压呈实变影。

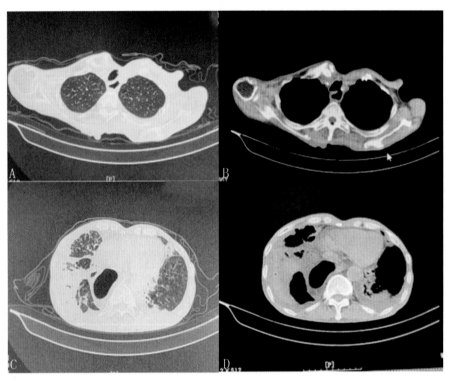

病例11图1 影像检查

4. 支气管镜检查（2022年5月23日）（病例11图2） 硬质气管镜鞘管进镜顺利，隆突锐利。气管中上段可见瘘口，气管下段原覆膜支架下缘见少许肉芽增殖，左、右两侧支气管内见大量脓液予以吸除，管腔通畅，未见新生物。与患者家属沟通并同意后在气管内放置Y型硅酮支架（型号：18-14-14；90-15-15），成功放置后观察原瘘口封堵良好，支架位置及释放良好。

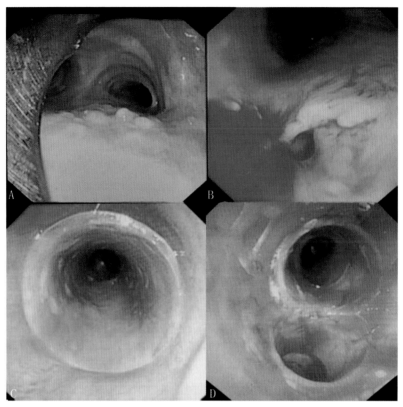

病例11图2　支气管镜检查

注：A.硬镜鞘管下缘；B.瘘口处；C.硅酮支架上缘；D.硅酮支架内侧壁。

5. 支架置入术后胸部CT（2022年5月24日）（病例11图3）

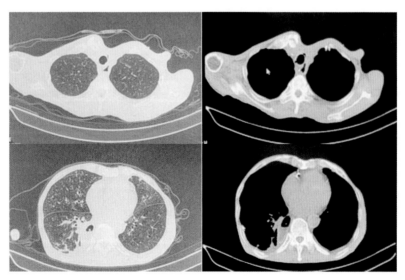

病例11图3　支架置入术后胸部CT（2022年5月24日）

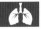

（四）最终诊断

1. 食管气管瘘（Y型硅酮支架置入术后）。

2. 肺部感染。

3. 食管恶性肿瘤术后。

（五）鉴别诊断

1. **先天性食管气管瘘**　通常在新生儿即可发现，但先天性食管气管瘘可直到青少年甚至成年才被明确诊断。大部分病例有长期喂奶呛咳史或咳嗽史，常咳出食物颗粒，偶尔合并支气管扩张。

2. **后天性食管气管瘘**　引起后天性气道和食道异常交通的最常见原因是食道癌，某些病例可在放疗后发生，发生率达5.3%左右。一旦出现，预后极差，大多数病例在几周或几月即死亡。也可由气管导管气囊压迫气管、外科手术创伤、钝性损伤和异物等引起。CT检查可发现，纤维支气管镜和消化道碘水造影检查可明确诊断。

二、诊疗思路

1. **食管气管瘘的诊断标准及镜下表现**　食管气管瘘系多种原因导致气道壁损伤、坏死，引发食管壁和气管壁异常连通，使得胃内容物经瘘口涌入气管或支气管，继发感染，严重者窒息死亡等。研究显示50%以上瘘位于气管、主支气管（40%），次之少数直接与肺实质交通。胸部CT和磁共振的诊断敏感度有限，食管X线造影具有重要诊断价值，胃镜和支气管镜检查可确诊。结合患者胸部CT及气管镜下表现等，该患者术后出现食管气管瘘诊断明确。

2. **内镜下食管气管瘘治疗策略**

（1）食管气管瘘的治疗方法主要包括外科手术、内科保守治疗和内镜介入治疗三大手段。

（2）对于良性瘘，能手术者，尽量争取手术治疗。恶性瘘患者一般属于肿瘤晚期，身体状况差，基本不适合手术治疗。

（3）一般情况较差不能耐受手术者，内科保守治疗包括控制肺部感染，留置十二指肠营养管、静脉营养支持，化痰、适当止咳等系基本治疗措施。

（4）绝大多数食管气管瘘患者需经内镜介入治疗，是不适合手术患者的主要治疗手段。目标是减轻症状，改善生活质量。治疗措施主要包括气道、消化道被膜金属支架的置入、室间隔/房间隔封堵器、生物胶瘘口局部灌注封堵等。

三、经验总结

1. 该患者食管恶性肿瘤术后并发食管气管瘘，先后予封堵器封堵、手术修复等多种手段治疗，效果均不佳。覆膜金属支架的置入是最重要也是最常用的治疗手段之一，鉴于该患者气道膜部瘘口，治疗上选用副作用较金属覆膜支架少的硅酮支架置入更优。

2. 临床对于食管气管瘘治疗效果总体有限，在支架置入后的取出时机有待商榷，同时防止瘘的产生应是临床工作的重点。

（王月明）

参考文献

[1]北京健康促进会呼吸及肿瘤介入诊疗联盟专家委员会. 继发性气道——消化道道瘘介入诊治专家共识［J／CD］. 中华肺部疾病杂志（电子版），2018，11（2）：131-138.

[2]Hongwu Wang，Mingyao Ke，Wen Li，at al.Chinese Expert Consensus on Diagnosis and Management of Acquired Respirato- ry-digestive Tract Fistulas[J].Thoracic Cancer，2018，9（11）：1544-1555.

[3]王凯歌，等.获得性气道食管瘘的研究现状[J].国际呼吸杂志，2020，40（09）：707-711.

病例12　食管癌术后食管支气管瘘置入硅酮小Y支架成功修补

一、病历摘要

（一）基本信息

患者男性，73岁。

主诉：食管癌术后1个月余，咳嗽咳痰2周入院。

现病史：患者2020年6月15日左右出现上腹部疼痛，当地医院胃镜活检示鳞状细胞癌，后转入上级医院，于2020年7月6日行全腔镜下食管癌根治术＋胃食管颈部吻合术，术后恢复良好出院。2020年7月20日患者无明显诱因下突发剧烈咳嗽、咳痰，随后咳出吻合钉样物，2020年7月25日胃镜检查见右中间段食管支气管瘘，遂入我科治疗。病程中患者咳嗽、咳大量黄脓痰，鼻饲、大小便基本正常，睡眠精神差，体重下降约10kg。

既往史：有高血压病史6年，余无其他疾病史，2020年7月6日行食管癌根治术＋胃食管颈部吻合术手术史，无外伤史，无药物过敏史。

个人史：无特殊。

婚育史：适龄结婚，子女体健。

家族史：否认家族性遗传病、精神病或类似病史。

（二）体格检查

KPS评分40分，生命体征平稳，体形偏瘦，营养中等，口唇无发绀，右肺中下叶呼吸音减低，两肺可闻及细湿性啰音，未闻及哮鸣音。心界正常，心率69次/分，各瓣膜听诊区未闻及病理性杂音。前胸壁可见一长约15cm手术吻合口，腹部查体未见异常。双下肢无水肿。神经反射未见明显异常。

（三）辅助检查

1. 实验室检查　血常规：WBC 5.19×10^9/L、HB 95g/L、PLT 414×10^9/L；生化：白蛋白33.4g/L、hCRP 12.15mg/L；血凝：Fib 4.13g/L、DD 0.52mg/L；痰涂片：可见少量革兰阳性球菌、大量多形核白细胞、未见真菌孢子及菌丝。痰培养、免

疫、大小便常规未见明显异常。

2．影像学检查（病例12图1）　胸部CT（2020年7月29日）：食管癌术后；食管胃右中间段支气管瘘形成；两肺感染。

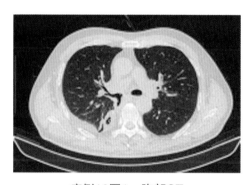

病例12图1　胸部CT

注：肺窗可见右中间段支气管瘘口。

3．2020年7月31日支气管镜检查（病例12图2）　右中间段开口处后方可见一长约2.6cm的瘘口，通向管腔，瘘口下缘距离右中叶开口处约1cm。

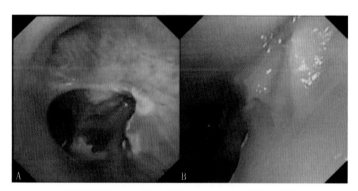

病例12图2　支气管镜检查

注：A.右中间段支气管见纵行瘘口；B.瘘口内部黏膜糜烂，结构不清。

（四）入院诊断

食管支气管瘘封堵术后、食管癌术后。

（五）鉴别诊断

1．慢性支气管炎　该病是气管、支气管黏膜及周围组织的慢性非特异性炎症。临床以咳嗽、咳痰为主要症状，每年发病持续3个月，连续2年或2年以上。

2．肺炎　常缺乏明显呼吸系症状，症状多不典型，病情进展快，易发生漏诊、错诊。首发症状为呼吸急促及呼吸困难，或有意识障碍、嗜睡、脱水、食欲减退等。

3．支气管扩张　该病是由于支气管及其周围肺组织慢性化脓性炎症和纤维化，使支气管壁的肌肉和弹性组织破坏，导致支气管变形及持久扩张。典型的症状有慢性咳嗽、咳大量脓痰和反复咯血。

4．反流性食道炎　气管食管瘘与反流性食道炎均可出现胸骨后烧灼感，反流性食道炎是由于食道抗反流功能下降、食道黏膜防御屏障减弱等情况时出现的酸（碱）反流导致的食管黏膜破损的疾病，进行气管镜和胃镜检查可鉴别。

二、诊疗思路

1．食管支气管瘘的诊断标准和镜下表现　后天形成的食管支气管瘘患者通常存在于有食管、支气管恶性肿瘤、感染（如肺结核）或因医疗程序创伤而患上气管食管瘘的患者中，这称为获得性食管支气管瘘。胸部CT可见气管及食管之间异常通道，食道碘水造影可见造影剂外溢入气道内，支气管镜及胃镜检查可见瘘口。

2．内镜治疗策略　针对瘘口的原因、大小、周围黏膜情况可选择多种介入治疗手段，恶性瘘口预后差，良性微小瘘口，可选择内科保守治疗，也可采取生物胶封堵、生长因子刺激局部增殖修复、热消融刺激肉芽增生等方式，对于5～10mm的良性瘘口，可采用室间隔封堵器封堵或支架封堵，对于1cm以上良性瘘口可选择气管或食管内放置支架封堵。

3．外科手术治疗　对于良性食管支气管瘘，生存期较长的患者可以首选外科手术治疗。

4．治疗过程及疗效　食管支气管瘘多继发于食管恶性肿瘤，是食管癌术后严重并发症之一，若无有效干预患者生存期在1～6周，因患者会出现严重肺部感染、营养不良甚至大咯血等情况，通常预后较差。故当发现患者可能存在瘘口时应尽早封堵或手术治疗。

2020年8月11日支气管镜放置右主支气管Y型硅酮支架（15mm-12mm-12mm）（病例12图3）。

2021年1月12日支气管镜检查：右主及右上、右中间段远端支气管见少许肉芽增殖，观察瘘口愈合，取出支架（病例12图4）。

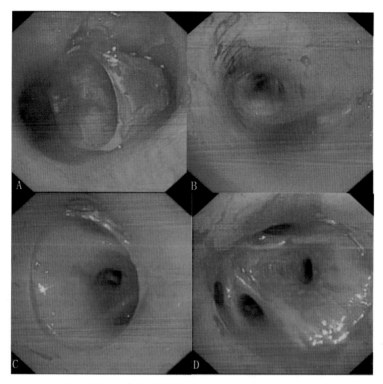

病例12图3　支气管镜放置右主支气管Y型硅酮支架

注：A.气管隆嵴（右主支气管支架上缘）；B.右中间段支气管；C.右中间段支气管远端（支架下缘）；D.右上叶支气管（支架下缘）。

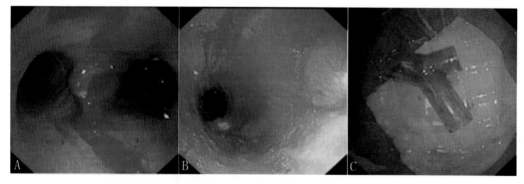

病例12图4　支气管镜检查

注：A.气管隆嵴；B.右中间段支气管；C.取出的硅酮支架。

2021年8月5日复查支气管镜，右侧支气管瘘口完全愈合，管腔通畅，无狭窄（病例12图5）。

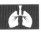

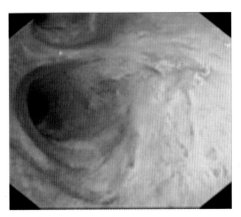

病例12图5　右主及右中间段支气管

　　本例患者瘘口巨大，右主支气管膜部完全破溃，呈纵向分布，保守治疗、封堵器封堵等均不可，存在肺部感染且术后时间较短，手术修补难度极大，故首选支架封堵。术前测量右侧支气管管腔大小（右主—右上—右中间段：13mm—10mm—11mm），选择Y型硅酮支架（15mm—12mm—12mm）裁剪后进行封堵。该例患者封堵情况良好，考虑原因为患者瘘口形成时间较短，周围无明显感染，且患者住院及出院后营养状态良好，为瘘口生长创造有利条件。

三、经验总结

　　1. 食管支气管瘘硅酮支架封堵要点

　　（1）根据病变长度确定支架长度：支架两端长度以超过病变范围20mm为宜。

　　（2）根据瘘口上下的气道直径大小及其狭窄程度选择支架直径：一般选择直径大于正常气道内径10% ~ 20%或等于气道前后径，但对于瘘口附近管腔明显狭窄者应设计成哑铃型、手电筒型或管形。

　　（3）硅酮支架封堵瘘口时，需根据需要修剪侧壁钉突，尤其对于发生于气道侧壁的瘘口。

　　2. 支架封堵成功后术后管理及随访非常重要

　　（1）加强营养：早期进行肠外营养、尽早放置营养管、封堵成功后可进流质饮食。

　　（2）控制感染：通过积极化痰、补液、根据药敏结果选择抗生素。

　　（3）定期复查：一般术后1周内至少复查一次内镜，如有并发症，随时处理。气道支架术后2周内易有分泌物潴留，每天应至少4 ~ 6次超声雾化吸入碱性液体，结合静脉补液，湿化痰液，使痰液易于咳出，并每周复查一次支气管镜。一月后易出现肉芽肿，3个月内应每月复查一次支气管镜。

3. 注意支架相关并发症的发生　放置支架早期可能存在支架移位或脱落，该并发症在硅酮支架中发生较金属覆膜支架少；分泌物潴留，需充分化痰治疗，并定期复查支气管镜；支架上下缘肉芽增殖；可能引发支架上下缘再狭窄，需积极通过气管镜下治疗，并在条件允许时及时取出支架。

（王丽娜　唐　飞　吕莉萍）

参考文献

[1]Davydov M，Stilidi I，Bokhyan V，et al.Surgical treatment of esophageal carcinoma complicated by fistulas[J].Eur J Cardiothorac Surg，2001，20：405-408.

[2]Seto Y，Yamada K，Fukuda T，et al.Esophageal bypass using a gas-tric tube and a cardiostomy for malignant esophagoresp iratory fistula[J].Am J Surg，2017，193（6）：792-793.

[3]Herth FJ，Peter S，Baty F，et al.Combined airway and oesophageal stenting in malignant airway-oesophageal fistulas：a prospective study[J].Eur Respir J，2010，36：1370-1374.

病例13 左主支气管结核瘢痕狭窄型之闭塞后再通

一、病历摘要

（一）基本信息

患者男性，23岁。

主诉： 结核病史4年，左侧胸痛1天。

现病史： 患者2018年因咳嗽咳痰就诊，当地医院诊断肺结核，予抗结核治疗（板式药）1周后自行停药，2021年11月再次因咳嗽就诊，当地医院诊断肺结核，予抗结核治疗（板式药）半年后停药。2022年7月起出现胸闷、气喘加重，随后就诊结核科，胸部CT示左全肺不张，为求进一步诊疗入住我科。病程中患者无咳嗽、咳痰，有胸闷、喘息，活动后加重，饮食、二便基本正常，睡眠、精神尚可。

既往史： 无高血压、心脏病等病史，无手术及外伤史，无药物过敏史。

传染病史： 有肺结核病史4年。

个人史： 无特殊。

婚育史： 适龄结婚，子女体健。

家族史： 否认家族性遗传病、精神病或类似病史。父母健在。

（二）体格检查

KPS 90分，气促指数评分 3级。生命体征平稳，体形偏瘦，口唇无发绀。左侧胸廓略有塌陷，左肺呼吸音消失，右肺呼吸音粗，未闻及明显干湿啰音及哮鸣音。心界正常，心率88次/分，律齐，各瓣膜听诊区未闻及病理性杂音。腹部查体未见异常。双下肢无水肿。神经反射未见明显异常。

（三）辅助检查

1. 实验室检查 血气分析示O_2分压77.0mmHg，氧分压与吸氧浓度比值265.5mmHg/%、肝功能示：总胆红素34.8μmol/L，直接胆红素5.9μmol/L，间接胆红素28.9μmol/L、肾功能示：尿酸429.2μmol/L、N-端脑钠肽前体729pg/ml；血常规＋hsCRP、血凝、降钙素原、高敏肌钙蛋白、电解质、大小便常规、术前三项及乙肝五项未见明显异常。

2. 心电图检查　①房性心律；②T波变化；③左心室高电压（RV5＞2.5mv）；
④QTCF 0.351s。

3. 心脏彩超检查　二尖瓣、三尖瓣少量反流；轻度肺动脉高压。

4. 彩超检查　腹腔、腹膜后区多发淋巴结，部分肿大，前列腺钙化灶。

5. 影像学检查（病例13图1）　2022年8月17日胸部CT：左全肺不张，纵隔
左移。

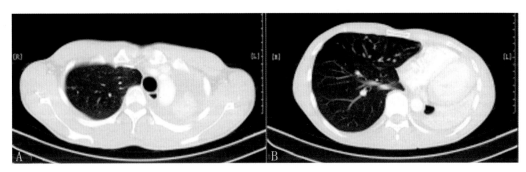

病例13图1　胸部CT

注：A.左肺上叶不张，气管左偏；B.左肺下叶不张，纵隔左偏，左侧胸廓轻度塌陷。

6. 支气管镜检查（病例13图2）　2022年8月12日镜下见气管及右侧各支气管
管腔通畅，左主支气管纤维增生闭锁。

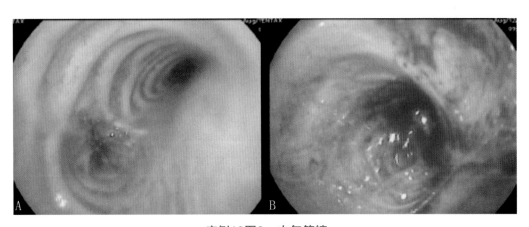

病例13图2　支气管镜

注：A.气管隆嵴，左侧支气管闭塞，右侧支气管通畅；B.左主支气管近端完全纤维增生闭锁。

（四）入院诊断

1. 支气管狭窄

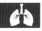

2. 支气管结核

3. 轻度肺动脉高压

（五）鉴别诊断

1. 支气管哮喘　该病与气道高反应性相关，通常表现为反复发作的喘息、气促、胸闷和（或）咳嗽等症状，发作时为可伴有哮鸣音的呼气性呼吸困难，或有的患者以咳嗽、胸闷为主的临床表现。症状可在数分钟内发生，经数小时或数天，应用支气管舒张剂缓解或可自行缓解。发作程度往往与时间相关。可根据疾病临床表现的不同和气管镜检查鉴别诊断。

2. 支气管扩张症　该病多由于支气管及周围肺组织慢性感染及纤维化导致的管壁肌肉和弹性组织破坏，导致支气管变形和持久扩张。两者均可有长期咳嗽、咳痰、咯血的症状，部分为先天因素所致，两者鉴别方法可通过胸部CT，尤其示胸部高分辨CT下支气管扩张可看见"双规征""印戒征""串珠状"表现。

3. 慢性阻塞性肺疾病　该病的特征是持续性气流受限，且不完全可逆，呈进行性发展，平时可有慢性咳嗽，伴或不伴咳痰，急性发作时患者可表现为明显的喘息伴有低氧血症。胸部CT检查或支气管镜检查无气管支气管狭窄的改变。

4. 气管支气管真菌感染　常见真菌感染如念珠菌、曲霉菌感染，患者可有咳嗽、咳痰、发热症状，其中支气管曲霉菌感染的特殊表现包括有黏液栓子阻塞支气管的过敏性支气管肺曲霉病。

5. 气管支气管肿瘤　常见的良性肿瘤包括错构瘤、乳头状瘤、纤维瘤等，常见的恶性肿瘤包括鳞状细胞癌、腺样囊性癌、类癌等，患者可有刺激性咳嗽、咯血、中央型肿瘤可伴有喘息症状，支气管镜下活检可明确诊断。

二、诊疗思路

（一）气管支气管结核的诊断标准及镜下表现

气管支气管结核的诊断依赖于对患者流行病学调查资料，活动性肺结核患者10%～40%合并有气管支气管结核，活动期痰菌阳性的患者比例较单纯肺结核明显增高，气管镜下检查可有多种表现形式，活动期患者可见黏膜肉芽增殖、溃疡坏死、淋巴结破溃表现，非活动期患者可见局部纤维增生、瘢痕狭窄、闭塞等情况，以上镜下表现可存在一种或多种同时存在。

（二）治疗策略

1. 抗结核药物全身化学治疗　气管支气管结核的药物治疗与肺结核相同，但疗程应延长至至少12个月，对于有淋巴结瘘的患者，疗程不少于18个月。

2. 气管镜下介入治疗

（1）热消融术：对于活动期气管支气管结核，如溃疡坏死型、淋巴结瘘型，可应用热消融治疗，如APC、微波，促进坏死组织脱落及局部组织愈合；对于稳定期气管支气管结核，如瘢痕狭窄型，可在电刀切割下配合球囊扩张术有效扩张气道。

（2）冷冻术：对于有肉芽组织增殖及黏膜肥厚增生导致狭窄的气管支气管结核，可通过冷冻消融的治疗手段抑制局部病变组织过度增殖，并起到疏通气道的作用；或者在电刀切割、球囊扩张后的裂口处行冷冻治疗可在一定程度上减少局部肉芽增殖。

（3）球囊扩张术：活动期或非活动期出现狭窄的气道均可用球囊扩张术扩大气道内径。

（4）支架置入术：对于软化塌陷的气道，或经过反复镜下介入治疗后仍无法保障通气的患者，可考虑放置支架。

3. 治疗经过及疗效　我们选用奥林巴斯BF-260型支气管镜。2022年8月18日首次气管镜下治疗，在原左主开口处先用微波钻孔，远端仍堵塞，随后在小孔处行反复冻融治疗，术后3天（2022年8月21日）复查胸部CT见左肺组织少量气体进入，但伴随后轻度的纵隔气肿（病例13图3）。

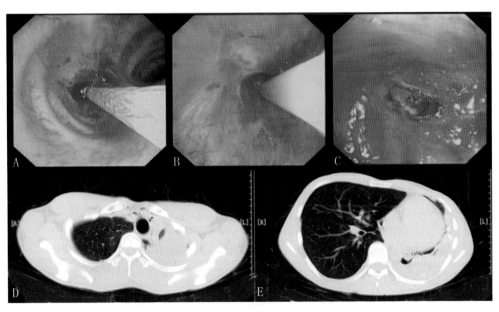

病例13图3　支气管镜及术后复查胸部CT

注：A.微波治疗仪钻孔；B.冷冻治疗仪冻融处理；C.治疗后的左主支气管；D.复查胸部CT轻度纵隔气肿；E.左肺少量气体进入。

2022年9月16日支气管镜检查见左主支气管呈针孔样大小，活检钳探查可勉强进入，随后活检钳钳夹马尾导丝进入，在导丝引导下放置球囊导管，经过球囊扩张后左主支气管完全显露，2022年9月21日复查胸部CT左肺完全复张（病例13图4）。

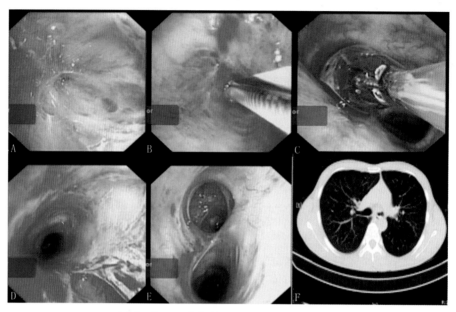

病例13图4　支气管镜及术后复查胸部CT

注：A.左主支气管呈针孔样狭窄；B.活检钳协助放置马尾导丝；C.左主支气管球囊扩张中；D.左主支气管球囊扩张后；E.左上、下叶支气管显露；F.复查胸部CT左肺完全复张。

2022年9月22日气管镜检查：左主支气管狭窄较前加重，为防止反复狭窄，于左主支气管内放置金属覆膜支架一枚（MTN-QA-G-12/30-A-6/650）。

2022年10月11日气管镜检查（病例13图5）：左主支气管通畅，支架上下缘可见少许肉芽增殖，取出支气管支架。

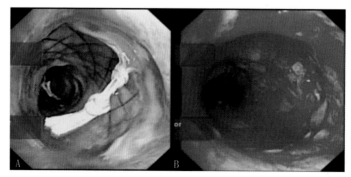

病例13图5　支气管镜检查

注：A.左主支气管支架；B.左主支气管支架取出术后。

后期患者定期复查气管镜，并间断行镜下球囊扩张、冷冻治疗，后左主支气管瘢痕趋于稳定，左主管腔轻度狭窄，患者通气正常（病例13图6）。

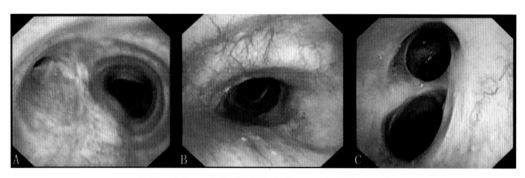

病例13图6　支气管镜检查（2023年2月14日）

注：A.气管隆嵴；B.左主支气管；C.左上、下叶支气管。

本病例中该患者左主支气管完全阻塞，胸部CT提示左全肺不张，因患者未定期复查，无法判断左肺不张时间及左主支气管病变情况，预后无法预判，电刀切割时有大出血或纵隔瘘的风险，所以操作者需要对管腔及周围解剖结构完全了解。第一次镜下治疗时，使用微波探头打开一处很短的盲端，随后配合冷冻消融，局部黏膜缓慢坏死，复查左肺部分复张，但同时存在纵隔气肿，继续治疗有使纵隔瘘口增大风险，待气肿消失瘘口愈合后再行第二次镜下治疗。第二次治疗时左主已呈针尖样狭窄，球囊导管过粗无法进入，马尾导丝过软也无法进入，活检钳探查远端可进入，结合胸部CT及三维后期重建结果提示左肺部分复张，考虑到左主未完全闭塞，有扩张意义，活检钳探查后可扩张过小的气道并协助导丝置入，经过球囊扩张后左主管腔显著增大，但较正常管腔仍属高度狭窄，为了持续扩张左主支气管，减少因再狭窄反复操作的次数，遂放置左主支气管支架。支架放置20余日后复查见支架上下缘黏膜少许肉芽增殖，为了防止支架长期放置引起上下缘狭窄遂取出。后患者间断复查气管镜，直至瘢痕稳定。

三、经验总结

1. 瘢痕狭窄型支气管结核治疗较为复杂，与狭窄部位、长度、程度相关，且存在再狭窄的问题，在治疗前可结合影像后期处理作出大致判断，并提前与患者充分沟通，取得理解。

2. 支气管镜下介入治疗瘢痕狭窄型支气管结核根据具体情况可能需要多种手段配合，在选择治疗方式的时候需充分考虑治疗的适应证及并发症，比如激光烧灼或者电刀切割、APC热消融时需防止造成瘘口形成，并通过联合冷冻、局部糖皮质激素应用以避免术后肉芽组织过度增殖。

3. 治疗需适当，不可过度治疗，比如放置气道内支架后，需定期复查，以防出现支架移位、肉芽过度增殖，甚至支架嵌入的情况，良性气道狭窄在保证安全的基础上尽量让支架仅起到过渡作用，尽早取出以避免后期并发症的出现。

（王丽娜　查显奎　吕莉萍）

参考文献

[1]唐神结，高文.临床结核病学[M].北京：人民卫生出版社，2011：394-400.

[2]傅瑜.气管支气管结核诊断和治疗指南（试行）[J].中华结核和呼吸杂志，2012，35（8）：581-587.

[3]丁为民，傅瑜.关于"气管支气管结核诊断和治疗指南（试行）"的几点补充说明[J].中华结核和呼吸杂志，2013，36（2）：159-160.

病例14 超声支气管镜诊断左肺占位伴纵隔淋巴结肿大

一、病历摘要

（一）基本信息

患者男性，65岁。

主诉：咳嗽半月余，右侧胸痛1周入院。

现病史：患者半个多月前无明显诱因下出现咳嗽，无明显咳痰，未予重视及特殊处理。一周前出现右侧胸痛，咳嗽时疼痛明显，外院胸部CT示左肺门占位，恶性病变可能，纵隔多发淋巴结肿大。患者现为进一步诊治入住我科。病程中患者无明显发热、胸闷、心慌、心悸、恶心、呕吐、头晕、头痛等不适；饮食睡眠良好，大小便正常，精神一般，近期体重无明显减轻。

既往史：高血压10年、2型糖尿病10余年、脑梗死20余年。无手术及外伤史，无药物过敏史。

个人史：有吸烟史，平均10支/天，时间40年，余无特殊。

婚育史：适龄结婚，子女体健。

家族史：否认家族性遗传病、精神病或类似病史。

（二）体格检查

KPS 90分，气促指数评分 0级，血压132/78mmHg。生命体征平稳，体形偏胖，口唇无发绀。两肺呼吸音粗，未闻及明显干湿啰音及哮鸣音。心界正常，心率89次/分，律齐，各瓣膜听诊区未闻及病理性杂音。腹部查体未见异常。双下肢无水肿。神经反射未见明显异常。

（三）辅助检查

1. 实验室检查　肿瘤标志物：癌胚抗原6.17ng/ml，糖类抗原CA50 26.90U/ml，糖类抗原CA125 49.37U/ml，神经元特异性烯醇化酶41.70ng/ml，细胞角蛋白19片段6.64ng/ml。血常规：白细胞14.31×10^9/L，中性粒细胞绝对值10.42×10^9/L，单核细胞绝对值0.94×10^9/L。血生化：尿素11.0mmol/L，肌酐110.6μmol/L，葡萄糖

10.38mmol/L，三酰甘油3.20mmol/L。血凝、脑钠肽未见明显异常。

2．影像学检查（病例14图1）　2023年1月30日胸腹部增强CT：①左肺上叶癌伴多发淋巴结转移可能，左肺上叶肺动脉受侵狭窄；②两肺间质性肺炎；③两肺结节，建议随诊；④胆囊壁局部增厚，建议MRI检查；⑤肝脏、双肾多发囊肿；⑥L$_1$椎体高密度灶，请结合临床。

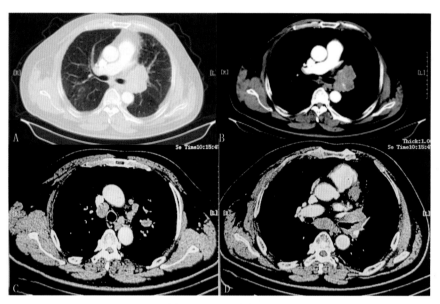

病例14图1　胸部CT

注：A.肺窗可见左肺门占位；B.纵隔窗可见左肺门新生物中血管影；C.纵隔窗可见4R组肿大淋巴结影；纵隔窗可见7组肿大淋巴结影。

3．支气管镜检查（病例14图2）　镜下见各支气管管腔通畅，左主支气管远端左上叶开口处黏膜粗糙，根据胸部CT表现，考虑为新生物浸润，在此行活检，活检后更换超声支气管镜分别于7组及4R组淋巴结处行EBUS-TBNA术。

4．病理结果　2023年1月28日气管镜活检组织病理：①（左上）气管镜活检组织：结合免疫组化标记结果，诊断为小细胞癌。免疫组化标示：异型细胞：CK（核旁点状灶+）、TTF-1（+）、Syn（+）、CD56（+）、CgA（+）、Ki-67（约90%+）、CD3（-）、CD20（-）、P40（-）；②（7组淋巴结）EBUS-TBNA：免疫组化标记结果提示为小细胞癌。免疫组化标示：异型细胞：CK（核旁点灶状+）、CD56（+）；③（4R组淋巴结）EBUS-TBNA：免疫组化标记结果提示为小细胞癌。免疫组化标示：异型细胞：CK（核旁点状灶+）、CD56（+）。

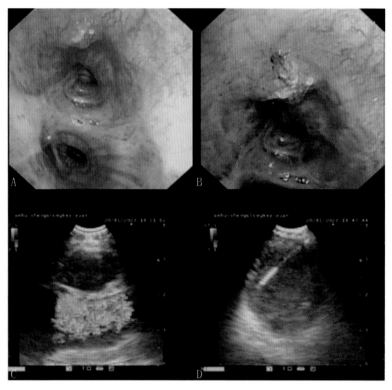

病例14图2　支气管镜检查及超声影像

注：A. 左主支气管远端左上叶支气管开口处新生物；B. NBI 模式见左主新生物周围毛细血管增殖；C. 4R 组淋巴结超声显影；D. 7 组淋巴结穿刺中。

（四）入院诊断

1. 左肺恶性肿瘤

2. 纵隔继发恶性肿瘤

3. 高血压

4. 2型糖尿病

5. 脑梗死（个人史）

（五）鉴别诊断

1. **肺结核球**　结核球多见于年轻患者，病灶多见于肺上叶尖后段和下叶背段，一般无症状，病灶边界清楚，密度高，可有包膜，偶有钙化点，周围可伴有纤维、结节状病灶，可多年无明显变化。

2. **肺脓肿**　肺脓肿起病急，症状重，多伴有寒战、高热、咳嗽、咳大量脓臭痰等症状。影像学检查除肺部占位外，可见大片状炎性渗出影，占位内多伴有空洞及液平。

3．结节病　结节病的影像学特点是双侧肺门及纵隔对称性淋巴结肿大，伴或不伴有肺部病变，有肺部病变的呈现肺内网格样、结节状或片状影。

4．纵隔淋巴瘤　影像学表现类似肺癌，常呈双侧对称性，可伴有全身发热等症状，但支气管刺激症状不明显。

5．肺部良性肿瘤　常见的支气管良性肿瘤有支气管腺瘤、错构瘤等，在影像学上与恶性肿瘤不易鉴别，可通过病理检查区分。

二、诊疗思路

对于周围型肺癌，伴有肺门旁或纵隔淋巴结病变及支气管旁占位的，经超声支气管镜下穿刺活检亦可诊断，与TBLB同时进行时，可将诊断阳性率提升至95%左右。EBUS-TBNA术不仅在肺癌诊断方面有重要作用，对于肿瘤TNM分期诊断也有重要意义，使ⅢA期及之前的肿瘤临床分期诊断更为精确，对于是否可以手术及手术范围也有重要的判断作用。

三、经验总结

超声支气管镜是一体化的搭载电子凸阵扫描超声探头的超声支气管镜，由于超声探头的存在使操作视野并不在直线上，视野角度偏上，进入声门及探查管腔时均与普通电子支气管镜不同。操作时通过超声探头探查到气管旁淋巴结或肿块，穿刺针通过活检孔道进入后进行穿刺活检，对于气管旁病变的诊断是目前创伤最小的操作之一。

超声支气管镜在肺癌中的作用主要包括以下三点：①用于肺癌诊断；②用于肺癌分期；③用于指导肺癌个体化治疗。

但超声支气管镜也存在一些缺陷，例如EBUS-TBNA不能穿刺第5、第6、第8、第9组纵隔淋巴结，所以对于诊断纵隔恶性病变有一定的局限性，但经食道的内镜超声引导下细针穿刺活检术（EUS-FNA），擅长于穿刺下纵隔淋巴结（5、8、9），EBUS-TBNA联合EUS-FNA时可以对多组纵隔淋巴结穿刺从而提高纵隔淋巴结分期的准确性。若只有超声支气管镜时，可在其引导下行经食管针吸活检（EBUS-TENA）穿刺第5、第8、第9组淋巴结，从而达到穿刺全纵隔的目的。

（王丽娜　马冬春）

参考文献

[1]陈灏珠，林国为，王吉耀.实用内科学[M].北京：人民卫生出版社，2013：1754-1765.

[2]Ohnishi R，Yasuda I，Kato T，et al.Combined endobrochial and endoscopic ultrasound-guided fine needle aspiration for mediastinal nodal staging of lung cancer[J]. Endoscopy，2011，43，1082-1089.

[3]Fielding DI，Kurimoto N.EBUS-TBNA/staging of lung cancer[J].Clin Chest Med，2013，34（3）：385-394.

[4]Ong P，Grosu H，Eapen GA，et al.Endobronchial ultrasound-guided transbronchial needle aspiration for systematic nodal staging of lung cancer in patients with NO disease by computed tomography and integrated positron emission tomography-computed tomography[J].Ann Am Thorac Soc，2015，12（3）：415-419.

病例15 支气管肺癌内镜下光动力治疗

一、病历摘要

（一）基本信息

患者男性，64岁。

主诉： 右肺鳞癌术后11个月。

现病史： 患者2019年6月7日体检时发现右肺结节病灶，完善相关检查后考虑恶性可能大，遂就诊于我院胸外三科，并于2020年5月29日行全麻胸腔镜下右上肺叶切除术＋纵隔淋巴结清扫术，术后患者恢复尚可，此后间隔每3个月随访复查一次，至2021年4月之前患者复查胸部CT均提示病情稳定，2021年4月15日患者再次复查胸部CT，提示两肺散在斑片影，当时考虑合并感染可能，但我科气管镜检查见右下背段支气管黏膜局部增生粗糙致管口狭窄，行病理活检，2021年4月27日病理活检提示鳞状细胞癌，当时患者已明确诊断，但因个人原因自动出院，今日患者为求再次诊疗，特来我院，收入我科，病程中诉偶有胸闷、咳嗽，无畏寒、发热，无恶心、呕吐，大小便无明显异常。

既往史： 否认高血压、糖尿病、药物过敏史。

疾病史： 2020年5月30日诊断右上肺鳞癌

手术外伤史： 2023年6月1日右上肺鳞癌手术。

个人史： 经常居留地。否认疫水接触史，无吸烟及饮酒史。

婚育史： 适龄结婚，子女体健。

家族史： 否认家族性遗传病、精神病或类似病史。父母健在。

（二）体格检查

KPS 90分，气促指数评分1级，血压109/76mmHg。全身浅表淋巴结未触及明显肿大，颈软，颈静脉无怒张，气管居中，甲状腺无肿大，胸廓无畸形，两肺呼吸运动活动度正常，语颤正常。听诊右上肺呼吸音稍低，右上胸壁可见一长约5cm手术瘢痕，余肺呼吸音粗，未闻及明显干湿性啰音，心率85次/分，律齐，各瓣膜区未闻及病理性杂音。

（三）辅助检查

1. 实验室检查　2021年5月8日生化一号检验报告：总蛋白63.7g/L↓（66.0~83.0g/L），钾3.30mmol/L↓（3.50~5.30mmol/L），肌酸激酶同工酶34.0u/L↑（0~25.0U/L），同型半胱氨酸8.88μmol/L↓（15.00~20.00μmol/L）。血常规＋网织红检验报告：网织红细胞血红蛋白含量27.5Pg↓（28.0~36.6pg）。血凝检验报告：纤维蛋白原1.66g/L↓（2.00~4.00g/L）。2021年5月11日一般细菌涂片（细菌＋真菌）检验报告：未见革兰阳性、阴性菌。2021年5月12日一般细菌培养及鉴定检验报告：灌洗液：经48小时普通培养，无致病菌生长。

2. 肺功能检查　轻度通气功能障碍。

3. 影像学检查　胸部CT（2021年6月8日）：右肺上叶术后改变，右肺门影增浓，右下肺门旁软组织影（病例15图1）。

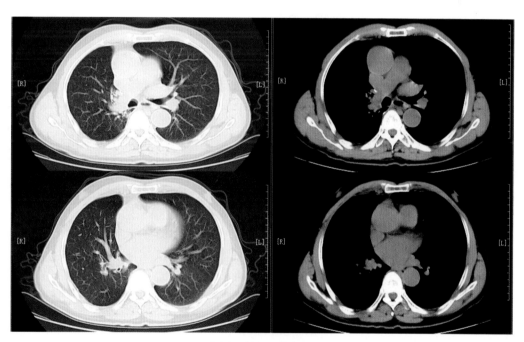

病例15图1　胸部CT

4. 支气管镜检查（病例15图2）　右肺上叶术后残端愈合良好，周围黏膜光滑，未见新生物浸润。右下背段支气管黏膜增生肥厚，表面粗糙，可见新生物浸润（活检病理提示鳞癌）致管腔狭窄。

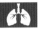
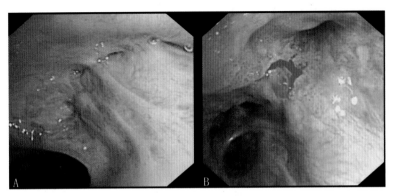

病例15图2　支气管镜检查

注：A.右上术后残端；B.右下背段新生物浸润。

（四）入院诊断

1. 右下支气管恶性肿瘤（鳞状细胞癌）

2. 右肺上叶恶性肿瘤（鳞癌术后）

（五）鉴别诊断

根据病史及气管镜下活检病理明确诊断，无需鉴别诊断。

二、诊疗思路

1. 光动力治疗的机制　机体在接受光敏剂后的一定时间，光敏剂可较多地潴留于肿瘤组织内，用特定波长的光照射瘤体部位，光敏剂吸收之后，H基态转变为激活的单线态，再与氧起反应，最终产生毒性光学产物，引起细胞毒性和局部微血管损伤，从而起到对肿瘤细胞的直接杀伤，从而起到对肿瘤细胞的直接杀伤作用，导致癌细胞凋亡。

2. 内镜治疗策略　呼吸道肿瘤治疗的传统方法主要包括外科手术切除、化疗、放疗及分子靶向治疗等，这些方法能够有效治疗部分肿瘤并且控制肿瘤转移，然而仍然存在一些缺陷，如手术切除复发率高，化疗易诱导全身性的不良反应，电离辐射线对肿瘤周围正常组织损伤严重等。与传统治疗方法相比，肿瘤光动力治疗（PDT）利用光源靶向性，选择性消灭原发、复发肿瘤，避免正常组织损伤；可缩小手术范围，改善患者愈后，安全、微创、提高患者生活质量；且能够激活免疫功能，减少复发；另外，该方法可作用于各种类型的肿瘤细胞，因而应用广泛。因此，PDT凭借其潜在的巨大优势成为临床治疗肿瘤的新方法。综上所述，结合此患者镜下表现，考虑使用PDT治疗腔内浸润性肿瘤。

3. 治疗过程

（1）完善术前相关评估，做好术前宣教，病房的门窗必须用避光窗帘，采用乳白色灯光照明（<60瓦）。裸露皮肤均需衣服完全遮挡。

（2）药品的使用剂量：血卟啉注射液（喜泊分）3mg/kg。照射波长630nm。功率密度100mw/cm²，总能量密度为150J/cm²。设备采用半导体激光。

（3）静脉滴注光敏剂后48小时第一次照光，72小时候第二次照光，采取间断照光优于持续照光，因间断照光有利于组织氧浓度的恢复，能够提高疗效。

（4）术后因照射部位瘤体坏死脱落，需及时清理照射部位坏死物。严密监测生命体征。

此患者右下背段PDT治疗1个月后复查管腔较治疗前明显通畅，表面黏膜基本恢复正常，照射部位黏膜活检病理提示黏膜慢性炎。（病例15图3）

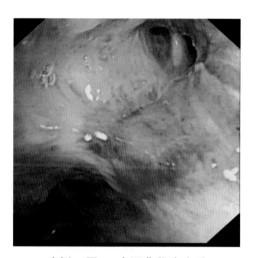

病例15图3　右下背段治疗后

三、经验总结

PDT具有可重复性、创伤小、不良反应及并发症少等多项优势，对于晚期或转移性肺癌患者，尤其是无手术指征、对放疗和化疗不理想或不能耐受的患者，PDT可以成为其最佳的选择，对于晚期肿瘤患者的生活质量有很大提高，同时为患者进一步手术或放疗、化疗提供新的条件。

（叶　伟）

参考文献

[1]Saka H，Kada A.An open-label，single-arm study of CRYO2 for tissue removal at the site of central airway ob- struction or stenosis：study protocol[J].Nagoya journal of medical science，2018，80：411-415.

[2]张驰，蒋家琪.光动力治疗在咽喉疾病中的应用及发展前景[J].中华耳鼻咽喉头颈外科杂志，2018，53：306-311.

[3]石霞飞，李迎新，金文东，等.舒缓型光动力疗法的研究进展[J].国际生物医学工程杂志，2019，42：268-275.

[4]Oki M，Saka H.Airway stenting for patients with airway stenosis because of small cell lung cancer[J].The Clinical Respiratory Journal，2018，6：2257-2263.

[5]汪新荣，廖平永，朱维，等.光声敏化剂在光动力疗法与声动力疗法中的作用研究[J].中国激光医学杂志，2016，05：28-28.

[6]汪新荣，廖平永，朱维，等.光声敏化剂在光动力疗法与声动力疗法中的作用研究[J].中国激光医学杂志，2016，05：28-28.

病例16 支气管镜确诊气管骨化症

一、病历摘要

（一）基本信息

患者男性，58岁。

主诉： 间断乏力伴咳嗽咳痰8年余，加重1周。

现病史： 8年前因乏力伴咳嗽咳痰就诊我院，诊断肺结核，予以间断抗结核治疗2年后，自行停药。近8年患者仍间断诉有全身乏力，伴间断咳嗽咳痰，偶有活动后胸闷气促，因个人经济原因，一直未予以特殊处理。1周前患者自觉全身乏力伴咳嗽咳痰症状较前加重，现为求进一步治疗入住我科，病程中患者无发热，伴有盗汗，无头晕头痛，无恶心呕吐，无胸痛心悸，饮食尚可，睡眠不佳，小便正常，大便有间断腹泻症状，无便秘，近期体重无明显变化。

既往史： 无高血压、心脏病等病史，无药物过敏史。

疾病史： 2型糖尿病8年余，现予以格列齐特缓释片控制血糖；30余年前因车祸后肠破裂行手术治疗；8年前我科诊断肺结核，予以间断抗结核治疗2年后，自行停药。

手术外伤史： 30余年前因车祸后肠破裂行手术治疗。

个人史： 吸烟史30年，平均20支/日，戒烟时间2年。

婚育史： 适龄结婚，子女体健。

家族史： 否认家族性遗传病、精神病或类似病史；父母健在。

（二）体格检查

KPS 90分，气促指数评分1级，血压143/84mmHg。全身皮肤黏膜未见黄染及出血点，浅表淋巴结（－）。头颅无畸形，双瞳孔等大等圆，对光反射灵敏，巩膜无黄染，耳廓、乳突无压痛，鼻腔通畅，口唇无发绀，咽不充血，扁桃体无肿大。颈软，气管居中，颈静脉无怒张，甲状腺无肿大。胸廓两侧对称，双肺叩诊呈清音，听诊两肺呼吸音略粗，未闻及明显干湿性啰音。心率78次/分，律齐，各瓣膜区未闻及明显病理性杂音，腹平软，腹部可见一长约25cm手术瘢痕，无压痛、反跳痛，肝脾肋下未及，肠鸣音不亢。脊柱四肢无畸形，活动自如，双下肢无凹陷性浮肿，生理反射存在，病理反射未引出。

（三）辅助检查

1. **实验室检查**　糖化血红蛋白（血常规管）检验报告：糖化血红蛋白A1C 11.1%↑，HBF 0.6%，糖化血红蛋白A1 13.3%↑。其余血生化、血常规、血免疫组合、凝血四项、血肿瘤指标等检查结果均正常。

2. **肺功能检查**　轻度通气功能障碍。

3. **影像学检查**　胸部CT（2022年1月20日）：右肺上叶斑块影，右侧胸膜增厚，气管管壁增厚伴内壁粗糙（病例16图1）。

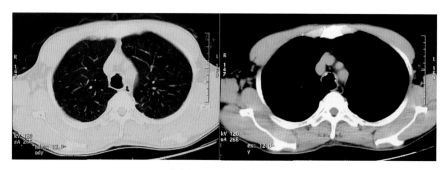

病例16图1　胸部CT

注：A.肺窗可见气管壁增厚，密度增高，管壁僵硬，不规则结节影凸向管腔；B.纵隔窗可见气管壁增厚、钙化，内壁粗糙。

4. **支气管镜检查**　镜下见气管1区、2区管壁弥漫性结节状增生致管腔狭窄约20%（病例16图2），以前壁、左侧壁为著，管壁僵硬，表面可见白色坏死物覆着，结节质地坚硬，直径大约在1～5mm，病变长度约5cm。在病灶处行活检、刷检明确诊断。

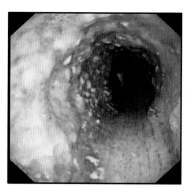

病例16图2　支气管镜下表现

注：气管1区、2区管壁弥漫性结节状增生，质地坚硬

5. 病理结果　镜下为破碎的支气管黏膜及骨组织（病例13图3A），黏膜呈慢性炎病理改变，上皮鳞化（病例16图3），部分骨钙化，黏膜下疏松、水肿，纤维组织增生。细胞学刷片：部分鳞状上皮细胞。

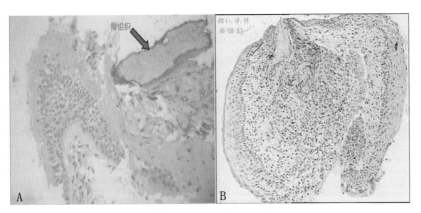

病例16图3　病理检查

注：A.黏膜病理：镜下见骨组织；B.黏膜病理：黏膜呈慢性炎病理改变，上皮鳞化。

（四）入院诊断

根据病史及相关检查结果，临床初步诊断为：气管骨化症，继发性肺结核，结核性胸膜炎。

（五）鉴别诊断

1. 气管—支气管淀粉样变　该病与TO只有通过支气管镜才能鉴别。该病在胸部CT表现为管腔不同程度增厚，管壁弥漫性钙化及支气管肿块钙化。一般该病在支气管镜下可见气管管壁多灶或单灶隆起，或肥厚变形致管腔普遍狭窄，病理表现为气管-支气管黏膜下层淀粉样物质沉积。

2. 老年性气管—支气管软骨钙化　本病与年龄有关，几乎没有临床症状，不会导致气管壁增厚，镜下未见结节改变。

3. 气管—支气管结核　大部分伴有结核中毒症状，胸部CT表现为管腔狭窄，部分病例可伴钙化形成。支气管镜下可见白色干酪坏死组织或纤维增生、瘢痕形成致管腔不同程度狭窄，甚至闭塞；也可表现为大量褐色色素沉着。可取材行细胞学、组织病理学和细菌学检查，具有诊断价值。

4. 复发性多软骨炎　是一种少见的累及全身多系统的疾病，表现为多部位软骨和结缔组织反复炎症表现。胸部CT一般表现为：气管和支气管壁的增厚钙化。与TO的广泛结节状钙化影有明显区别。支气管镜下表现为气管-支气管黏膜普遍增生、肥厚致管腔狭窄，软骨破坏者可见呼气时相应气道塌陷，导致患者通气困难。

5．支气管结石症　临床常表现为迁延性严重的咳嗽、通常持续数年，伴或不伴痰血或咯血。胸部CT下表现为支气管腔内外的钙化灶。支气管镜镜下表现为淡黄色、质硬小石块状新生物崁顿。结合胸部影像学检查和支气管镜检查较易诊断。

6．喉乳头状瘤病　5%～10%患者气管支气管受侵，常发生于喉部疾病10年后，也可累及肺部。胸部增强CT可见软组织小结节突入气道腔。可在支气管镜下取材行细胞学、组织病理学和细菌学检查，具有诊断价值。

二、诊疗思路

1．TO的诊断标准及镜下表现　胸部CT结合支气管镜镜下表现及病理学结果可确诊TO。有关分析指出黏膜鳞状上皮化生在TO的患者十分常见，国内外资料统计黏膜鳞状上皮化生者占到41%～48%。提示黏膜鳞状上皮化生并出现软骨和骨的化生可能是TO发病的一种机制或步骤。但支气管镜对TO具有特定的诊断价值，这是由于TO在支气管镜下具有特征性的改变，主要表现为管壁有多发大小不等、分布不均的结节突向管腔，结节为白色或黄色，直径1～6mm，可散发或融合成片，质硬，不易钳取，很少累及声门及声门以上组织。较大的结节融合后突向管腔会导致明显的气道阻塞（病例16图4A）可能出现活动后气促症状。TO患者黏膜可正常、充血、灰白、小血管显露（病例16图4B）或呈粉红色"钟乳石"样改变（病例16图4C），管腔可变窄或不规则改变。文献报道结节多见于气管前、侧壁，未发现气管膜部累及，但也有文献报道气管膜部及喉部存在结节。未查见文献报导是否累及肺泡等换气组织。

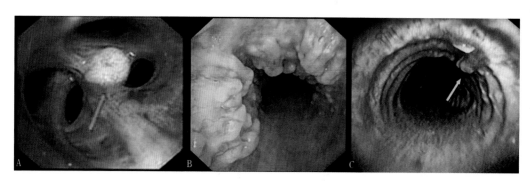

病例16图4　支气管镜下表现

注：A.管壁有多发大小不等、分布不均的结节突向管腔，结节为白色或黄色；B.钟乳石样或乳突样改变；C.钟乳石样或乳突样改变。

2．内镜治疗策略

（1）物理治疗：球囊扩张、气管支架置入、硬镜铲切、冷冻。对于TO的病变导致气道出现较明显的狭窄时，可以考虑采用物理治疗。由于TO的结节质地偏硬，同时结合我院已发现的病例，一般情况下以冻融处理为主。

（2）热消融治疗：氩等离子体凝固（APC）、高频电治疗、激光、微波等。对于TO未导致明显狭窄的患者，针对局部病变可采用APC及高频电治疗为主。其中经支气管镜激光气化治疗是近期疗效最确切的，其长期疗效尚有待评价。针对该患者我们选择APC联合冻融治疗1个月，观察病灶处较前略有好转。

对于气道出现严重狭窄的患者，内镜下姑息治疗无效时，可考虑行气管节段性切除重建以提高患者生存质量，即气管环形切除端端吻合术。目前公认最多可以切除气管全长的一半并行一期吻合。为安全起见，临床上通常切除4～5cm已属大段切除，罕有超过此界限者。

若该患者气管狭窄程度超过50%，根据病变实际范围可考虑该手段治疗，气管环形切除端端吻合术应用在气管狭窄患者安全有效、并发症及死亡率低。术后应注意管壁塌陷，可以行气道正压通气治疗。如果能够应用人工气管，尤其是可以与自身气管形成生物学愈合的赵氏人工气管，可以有效地防止管壁塌陷。然而，手术取得成功还依赖于熟练的手术技巧和有经验的麻醉医师及良好的介入治疗相互配合。

三、经验总结

1. TO是一种呼吸系统气道疾病中罕见的良性病变，加之无特异性临床表现，在平时诊疗中容易被忽视，一般都伴随其他疾病诊断时被发现。未有文献提及危及生命。

2. 根据胸部CT及支气管镜下特征性改变及病理学结果可诊断。

3. TO暂无统一的治疗指南，对疗效的判定结果也不完全一致。相关文献资料认为吸入糖皮质激素对早期骨化性气管支气管病变有较明显疗效，但其合适剂量、疗程有待进一步讨论。

4. 目前尚无治疗TO的特异性治疗方法，少数导致气道重度狭窄的患者可行支气管镜介入治疗或外科手术治疗。随着支气管镜的普及，使得TO的诊断率正在不断提高，而关于其相应的治疗方案也在不断摸索中。在丰富的病例和长期的疗效观察之中，总结和评估每一种治疗方法，选择更适合此病的治疗方案。

（叶 伟 唐 飞）

参考文献

[1]Luo SL，Wu LF，Zhou J，et al．Tracheobronchopathia osteochondroplastica：two cases and a review of the literature[J]．Int J Clin Exp Pathol，2015，8（8）：1-6．

[2]Danckers M，Raad RA，Zamuco R，et al．A complication oftracheobronchopathia osteochondroplastica presenting as acute hypercapnic respiratory failure[J]．Am J Case Rep，2015，16（1）：45-49．

[3]Fois AG，Arcadu A，Santoru L，et al．Tracheobronchopathia Osteochondroplastica：a rare case report of a non-sm oker and non-atopic patient，with a long history of wheezing since childhood[J]．Multidiscip Respir Med，2016，11：1-5．

[4]赵月，王琪，刘原源，等．气管支气管骨化症1例报道[J]．医学理论与实践，2018，31（13）：1985-1986．

[5]郭明学，李丽娜，贾艳红．电子支气管镜活检诊断气管支气管骨化症护理配合[J]．中国妇幼健康研究，2017，28（S1）：276-277．

[6]王苹，汪倩倩，张明周，等．气管支气管骨化症的诊治体会[J]．临床肺科杂志，2015，20（8）：1541-1542．

[7]Nielsen SW，STEVENS JR，DION GR，et al．Dyspnea，dysphonia，and cough：varied presentations of tracheobronchopathia osteochondroplastica[J]．Ann Otol Rhinol Laryngol，2015，124（10）：829-833．

[8]贾国华，周水梅，苗丽君，等．气管支气管骨化症2例并文献复习[J]．国际呼吸杂志，2017，37（9）：706-710．

[9]刘阳，刘红升，赵晓东．肺弥漫性骨化症猝死1例[J]．疑难病杂志，2017，16（12）：1282．

[10]昝银花．电子支气管镜活检诊断气管支气管骨化症护理研究[J]．特别健康，2019，27：87．

[11]魏庆娟，王永．电子支气管镜诊断支气管结核临床研究[J]．临床肺科杂志，2012，17（12）：2220-2221．

[12]吴建龙，段庆华，申志华，等．升主动脉夹层破裂伴特发性弥漫性肺骨化症1例[J]．临床与实验病理学杂志，2017，33（11）：1292-1293．

病例17 多发食管气管瘘的支架选择

一、病历摘要

（一）基本信息

患者男性，70岁。

主诉： 食管癌术后半月余，发现左侧胸腔积液1天。

现病史： 2021年7月20日在当地诊断食管癌，行胸腹腹腔镜联合食管癌根治术，术后4天后出现剧烈咳嗽，咳嗽大量绿脓痰，予以抗感染治疗后咳嗽症状较前稍好转。8月1日再次复查胸部CT提示左侧胸腔积液，两肺肺部感染，右侧液气胸，行胸腔闭式引流后引流出淡黄色胸引液约1500ml，当地医院食管气管瘘不能排除，现为求进一步治疗就诊，门诊排除新冠肺炎后就诊于我院门诊，门诊排除新冠肺炎后收住我科。病程中睡眠欠佳，偶有腹泻，小便正常。

既往史： 无药物过敏史。

疾病史： 无高血压、心脏病等其他疾病史。

手术外伤史： 2021年7月20日在全麻下行胸腹腔镜联合食管癌根治术。

个人史： 无吸烟史及饮酒史。

婚育史： 适龄结婚，子女体健。

家族史： 否认家族性遗传病、精神病或类似病史。父母健在。

（二）体格检查

KPS 90分，气促指数评分2级，血压120/70mmHg。全身皮肤黏膜未见黄染及出血点，浅表淋巴结（-）。颈软，气管居中，颈静脉无怒张，甲状腺无肿大。胸廓两侧对称，双肺叩诊呈清音，听诊两肺呼吸音粗，右上呼吸音低，未闻及明显干湿性啰音。心率95次/分，律齐，各瓣膜区未闻及明显病理性杂音，腹平软，腹部可见一手术瘢痕，无压痛、反跳痛，肝脾肋下未及，肠鸣音不亢。脊柱四肢无畸形，活动自如，双下肢无凹陷性水肿，生理反射存在，病理反射未引出。

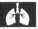

（三）辅助检查

1. 实验室检查　2021年8月3日血常规：白细胞6.3×10^9/L，红细胞3.09×10^{12}/L，血小板计数431×10^9/L，C反应蛋白51.96mg/L。降钙素原1.08ng/ml。血凝：纤维蛋白原4.31g/L，D-二聚体1.41mg/L。血沉、术前三项、乙肝五项、大小便常规均阴性。2021年8月3日血气分析检验报告：PH 7.44，CO_2分压43.0mmHg，O_2分压75.0mmHg↓，血氧饱和度96.30%，氧分压与吸氧浓度比值258.6mmHg/%，吸氧浓度29%。

2. 2023年8月2日肺功能检查　中度通气功能障碍。2021年8月2日心电图：窦性心律，心率83次/分。

3. 影像学检查　2021年8月3日胸部CT：气管Ⅰ区（病例17图1）、Ⅲ区（病例17图2）、右主开口处可见瘘口（病例17图3）。

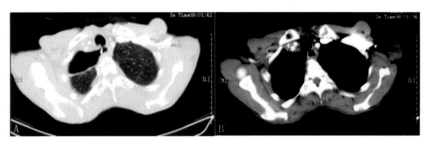

病例17图1　气管Ⅰ区瘘口

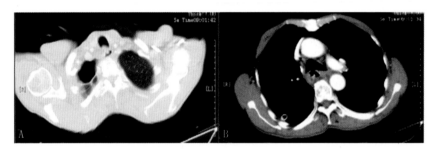

病例17图2　气管Ⅲ区瘘口

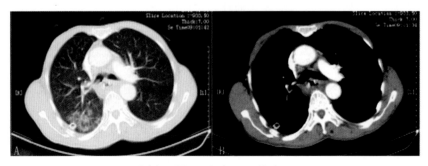

病例17图3　右主开口处瘘口

4．2021年8月5日支气管镜检查　左上、舌、下及右上、中、下各支气管轻度充血水肿，管腔内大量黏液脓性分泌物予以吸除，管腔通畅，未见新生物。气管Ⅰ区距声门约3cm处膜部（病例17图4A）、气管Ⅲ区距隆嵴约1cm处的膜部（病例17图4B）、右主开口处分别可见瘘口（病例17图4C），通过瘘口可见胃十二指肠营养管。

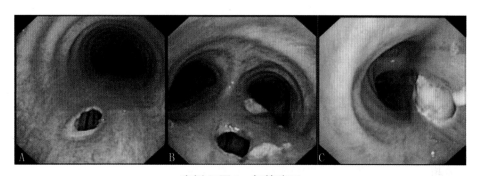

病例17图4　气管瘘口

注：A.气管Ⅰ区瘘口；B.气管Ⅲ区瘘口；C.右主开口处瘘口。

（四）入院诊断

1．食管气管瘘

2．肺部重症感染

3．食管恶性肿瘤

（五）鉴别诊断

根据病史及气管镜检查诊断明确，无需鉴别诊断。

二、诊疗思路

1．治疗思路　根据本患者既往史可知为食道癌术后出现剧烈咳嗽，相关检查提示食管气管瘘形成，食管气管瘘是一种伴有严重肺部感染和营养消耗的致命性疾病，如果不及时治疗，病情可迅速恶化导致死亡。国外研究显示气管食管瘘患者确诊后中位生存期仅8周。本患者明确诊断后下一步可选择处理方式有外科治疗、内科保守治疗、内镜介入治疗、生物胶。以上处理方式需要结合患者情况与患者家属充分沟通、了解家属期望。通过沟通我们得知家属期望患者能够进食、提高生活质量、延长生存期。从以上治疗手段分析，首先因患者高龄不能耐受外科手术处理，且存在多处瘘口，不考虑手术治疗；从家属的期望来看单纯内科保守治疗不能使患者生活质量提高故也放弃；生物胶方面不能保证完全封堵，且有可能再通、故仅剩

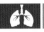

经内镜介入治疗一种方法最大程度符合家属及患者意愿。

我们目前可选择的堵瘘支架有金属覆膜支架即镍钛合金支架、非金属支架中的硅酮支架，但硅酮支架总体尺寸较细，且侧壁有钉突，一般用于气道膜部瘘口封堵最佳。如果瘘口位于侧壁则必须将钉突削除，否则难以堵瘘。

对于支架的选择我们参考相关文献资料如下所述：

（1）根据瘘口位置选择支架形态：瘘口及病变管腔上下有超过1cm正常管腔者可选用普通直管形支架。

（2）根据病变长度确定支架长度：支架长度以超过病变范围2cm为宜。

（3）根据瘘口上下气道管径及狭窄程度确定支架直径：支架直径一般选择大于正常气道内径2mm或等于气道前后径。

最终依据肺CT、三维重建、气管镜下测量计算所需支架准确长度、直径、确定气管支架类型为Y型硅酮支架进行堵瘘。

2．内镜治疗策略（病例17图5）　患者在全凭静脉麻醉下行可弯曲支气管镜联合硬镜介入诊疗术，气管镜经硬镜插管顺利。左上、舌、下及右上、中、下各支气管轻度充血水肿，管腔内大量黏液脓性分泌物予以吸除，管腔通畅，未见新生物。气管Ⅰ区距声门约3cm处、气管Ⅲ区距隆嵴约1cm处的膜部、右主开口处分别可见一瘘口（共计3处），通过瘘口可见胃十二指肠营养管。经与患者及家属沟通并同意后行Y型硅酮支架置入术（18-14-14），置入过程顺利，术后观察支架位置及释放良好，瘘口封堵良好，经过顺利，患者麻醉复苏后安返。

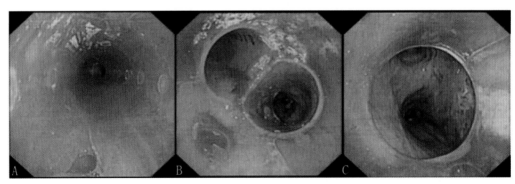

病例17图5　内镜治疗

注：A.气管Ⅰ区；B.气管Ⅲ区；C.右主开口。

三、经验总结

1．对食管癌术后、放化疗后出现肺部感染患者一定要及时完善胃镜及气管镜检查，早期发现食管气管瘘，及时给予处理。

2. 食管气管瘘的患者均伴有严重呼吸道感染，支架置入后气管内分泌物较多且排出困难，气管黏膜出现炎症反应，甚至形成肉芽肿。

3. 对于食管癌引起的食管气管瘘，需考虑放置带膜支架进行封堵，效果良好。当食管和气管均有中度至重度狭窄或瘘口较大时，则需在两侧同时放置支架。

4. 对于瘘口较大的患者，需要进一步评估是否侵及周围血管，对于有浸润的患者，慎放食管或气管支架。

5.当遇到多发瘘口时，能同步处理最佳；若无法同时处理，可以分别进行封堵；亦可以根据瘘的具体位置必要时候进行旷置并随访。

（叶　伟　唐　飞　吕莉萍）

参考文献

[1]王洪武，金发光，柯明耀.支气管镜介入治疗（第2版）[M].北京：人民卫生出版社，2017.

[2]Balazs A，Kupcsulik PK，Galambos Z.Esophagorespiratory fistulasof tumorous origin.Non-operative management of 264 cases in a 20-year period[J].Eur JCardiothorac Surg，2008，34（5）：1103-1107.

[3]Kim KR，Shin JH，Song HY，et al.Palliative treatment of malignantesophagopulmonary fistulas with covered expandable metallic stents[J].AJR Am J Roentgenol，2009，193（4）：278-282.

[4]Black Mon SH，Santora R，Schwarz P，et al.Utility of removableesophageal covered self-expanding metal stents for leak and fistula management[J].Ann orac Surg，2010，89（3）：936-937.

[5]Shin JH，Song HY，Ko GY，et al.Esophagorespiratory stula：long-term results of palliative treatment with covered expandable metallic stents in 61 patients[J].Radiology，2004，232（1）：252-259.

病例18 磁导航预弯鞘管引导支气管病变活检

一、病例摘要

（一）基本信息

患者，女，64岁。

主诉：咳嗽3个月，声音嘶哑2个月入院。

现病史：患者3个月前无诱因下出现咳嗽，多为干咳，口服抗炎、止咳药物后症状好转，2个月前患者出现声音嘶哑，无饮水呛咳及吞咽困难，无咯血、咽喉疼痛，就诊于当地医院未行相关检查及治疗，后症状未见改善，于合肥市第八人民医院摄胸部CT提示双肺多发结节，考虑转移灶可能，进一步行鼻咽喉镜提示声带麻痹，2020年5月8日入住安医大附属巢湖医院，完善检查后建议进一步行穿刺明确诊断，4天于省立医院行PET-CT检查提示左肺尖肺癌伴多发转移可能性大，现为进一步明确诊断入我科。病程中患者无明显发热、盗汗、乏力，无胸闷、呼吸困难，无头晕、头痛，食欲睡眠可，大小便正常。自发病以来患者体重未见明显减轻。

既往史：一般情况良好，无高血压、心脏病等疾病史，无手术及外伤史，无药物过敏史。

个人史：无不良嗜好。

婚育史：适龄结婚，子女体健。

家族史：否认家族性遗传病、精神病或类似病史。

（二）体格检查

KPS 90分，气促指数评分0级，血压110/66mmHg。生命体征平稳，体形偏瘦，口唇无发绀。双肺呼吸音粗，未闻及明显干湿啰音及哮鸣音。心界正常，心率76次/分，律齐，各瓣膜听诊区未闻及病理性杂音。腹部查体未见异常。双下肢无水肿。神经反射未见明显异常。

（三）辅助检查

1. 实验室检查　血常规全套检验报告：白细胞7.03×10^9/L，中性粒细胞百分比62.3%，红细胞3.50×10^{12}/L↓，血红蛋白105g/L↓，红细胞比容33.1%↓，血小板计数192×10^{9}/L。2020年5月29日生化二号检验报告：谷丙转氨酶13U/L，谷草转氨酶24U/L，总胆红素10.2μmol/L，直接胆红素2.5μmol/L，间接胆红素7.7μmol/L，总蛋白62.2g/L↓，白蛋白33.0g/L↓，其余血血沉、血凝等血液方面检查未见明显异常。

2．影像学检查　2020年5月12日胸部CT：左肺上叶尖段结节伴两肺多发肺内转移，左肺门及纵隔多发淋巴结转移可能，建议进一步就诊（病例18图1）。

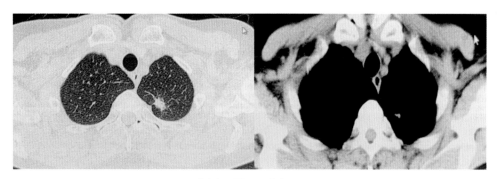

病例18图1　胸部CT

3．支气管镜检查（病例18图2）　镜下见气管、左舌、下及右上、中、下各支气管轻度充血水肿，管腔内少许黏液性分泌物予以吸除，管腔通畅，未见新生物。

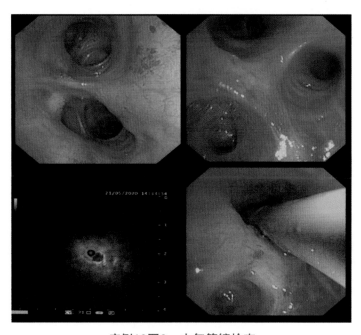

病例18图2　支气管镜检查

左上固有支黏膜轻度充血红肿，管腔内少许黏液性分泌物给予吸除，管腔尚通畅，未见明显新生物，在左上用EBUS探及管腔周围病灶，因病灶较小且位置局限难以探及，用引导鞘管置入左上固有尖支，并送入EBUS-GS，探及远端肿物影，行TBLB活检，术后少许出血，予血凝酶2U、肾上腺素表面喷洒后止血。

4. 病理结果（病例18图3）　浸润性腺癌（腺泡型为主），免疫组化标记示：肿瘤细胞：CK7（+）、TTF-1（+）、NapsinA（+）、Ki-67（约40%+）、CDX-2（-）、CK20（-）、P40（-）。

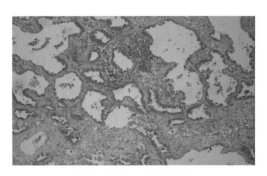

病例18图3　病理结果

（四）入院诊断

左肺上叶恶性肿瘤。

（五）鉴别诊断

1. 肺炎　该病的边缘一般比较模糊，甚至有浸润性的毛刺状改变，但也可能整齐清晰。病灶密度一般较淡，由于周围充血，常有不同程度的血管纹理增强改变，称"局部充血征"，病灶邻近胸膜时，附近胸膜增厚常较明显。临床上可有急性肺炎病史，但少数无明确病史。抗感染治疗1~4周多可吸收，少数1~15年才完全吸收。慢性炎症球块边缘可呈浅波浪状，但无典型分叶，有时与周围形肺癌不易鉴别。

2. 肺结核　机化性肺炎肿块如无钙化、空洞或卫星病灶，则一般可以不考虑结核。但偶尔可类似于结核（发生在结核好发部位，病灶可有空洞、钙化，灶周有斑点，邻近胸膜增厚、粘连等），使两者鉴别困难，需依赖病理检查。

3. 尘肺　该病是一种职业病，是由于长期吸入粉尘而导致肺部纤维化的一种疾病。尘肺的症状和体征包括咳嗽、气促、咳痰等，严重者可能出现呼吸困难和肺动脉高压。影像学检查可见肺部网格状阴影和蜂窝状肺组织。病理学检查可以发现肺间质纤维化和炎性细胞浸润等病变，但是需要结合职业史和临床表现进行诊断。

4. 炎性假瘤　该病是一种慢性增生性炎症，组织学改变比较复杂，癌变者偶见。其影像无特征，呈边缘光滑的圆形阴影，也可边缘不清，形状稍不规则，肿块周围可有长毛刺，局部胸膜可增厚，确诊比较困难，常误诊结核、肺癌等。重视追踪检查和肺内感染史，可以提高本病的诊断准确率。

二、诊疗思路

本病历患者入院后结合胸部CT等检查考虑肿瘤等不能排除，为明确诊断患者行气管镜检查，镜下见左肺上叶支气管未见明显异常，但结合胸部CT等影像学检查，考虑病灶位于左上支气管尖支，但因病灶较小且位置局限难以探及，后用引导预弯鞘管置入左上固有尖支，并送入EBUS-GS，探及远端肿物影，并行TBLB活检，后患者病理提示浸润性腺癌，诊断过程中突出了气管镜下预弯鞘管引导下活检的价值。

常规支气管镜下活检只能对大气道旁的肺野中心部位进行活检，但当病灶位于肺野周边时，使用传统介入手段获取组织病理学存在一定的困难，尤其是位于上叶尖段病灶的活检，由于病灶位置较高，有时活检钳难以触及，但通过预弯引导鞘管可以解决这类问题，引导鞘的长度可达1米以上，到达预定管腔之后可以结合R-EBUS更加准确的确认病灶位置，将引导鞘外部固定在气管镜活检通道入口，然后将探头从预弯引导鞘内撤去，而预弯引导鞘保留在原位，用活检钳或支气管刷通过引导鞘取得标本，亦可进行支气管肺泡灌洗。

三、经验总结

1. 预弯引导鞘管导下的支气管活检在一些特殊部位病灶活检方面具有优势，尤其是两侧肺上叶尖支病灶的活检方面，普通气管镜下由于弯曲角度的限制，活检钳通常难以到达病灶位置，但通过预弯引导鞘管的引导可以解决这方面的问题。

2. 缩短操作时间，由于鞘管的定位引导作用，可以让活检的过程更加流畅顺利，进而缩短医生检查操作的时间，减少术中风险发生。

（李　刚　吕莉萍　马冬春）

参考文献

[1]葛均波.内科学（第9版）[M].北京：人民卫生出版社，2018.

[2]王洪武.电子支气管镜的临床应用[M].北京：中国医药科技出版社，2020.

[3]潘文森，于婧，刘欣，等.气管内超声结合引导鞘管对于肺部周边病变诊断的研究[J].中华超声影像学杂志，2015，24（6）：543-544

[4]张华楠，王超超，张媛，等.支气管超声下经引导鞘肺活检术诊断肺周围性疾病的价值[J].山东大学学报（医学版），2017，55（4）：34-37.

[5]李润昌，谢芳芳，陈军祥，等.肺外周病变经支气管镜诊治新进展[J].中国胸心血管外科临床杂志，2023，30（3）：470-474.

病例19 高频电圈套治疗右主支气管脂肪瘤

一、病历摘要

（一）基本信息

患者，女性，73岁。

主诉：间断咳嗽伴发热8个月余入院。

现病史：患者8个月前无明显诱因下出现发热症状，无时间规律，最高体温达38.5℃，偶有痰血症状，遂在桐城市人民医院住院治疗，检查胸部CT示：右肺毁损，左肺散在斑点、斑片影。考虑为肺结核，予以抗结核治疗，具体治疗方案不详，出现利福平及利福喷丁过敏，遂停止抗结核治疗。后间断出现发热症状，在当地诊所输注左氧氟沙星及头孢类抗生素。现仍有发热症状，为求进一步诊治，来我院住院治疗，病程中伴有盗汗，伴有咳嗽、咳白痰，偶有痰血症状，伴有心慌不适，无腹痛、腹胀，无头晕、头痛，饮食睡眠稍差，大小便尚可，近期体重略下降。

既往史：数年前有肺结核病史，未正规治疗，有高血压病史3年，现服用非洛地平缓释片降压治疗，血压控制尚可。

个人史：无特殊。

婚育史：适龄结婚，子女体健。

家族史：否认家族性遗传病、精神病或类似病史。父母健在。

（二）体格检查

KPS 90分，气促指数评分0级，血压107/59mmHg。生命体征平稳，体形偏瘦，口唇无发绀。右肺呼吸音减低，余肺呼吸音粗，未闻及明显干湿啰音及哮鸣音。心界正常，心率99次/分，律齐，各瓣膜听诊区未闻及病理性杂音。腹部查体未见异常。双下肢无水肿。神经反射未见明显异常。

（三）辅助检查

1. 实验室检查　2021年3月8日呼吸系统肿瘤标志物检验报告：糖类抗原CA125 75.60U/ml↑。2021年3月8日血凝检验报告：D-二聚体1.01mg/L↑。2021年3月

8日G试验检验报告：G试验（真菌1-3-βD葡聚糖）17.60pg/ml。2021年3月8日超敏C反应蛋白53.99mg/L↑。其余血常规等检查未见明显异常。

2. 影像学检查（病例19图1）　①右主-右肺上叶支气管病灶，建议支气管镜检查；②右肺毁损，结核性可能，建议进一步检查；③肺气肿，肺大疱；④右侧胸膜炎。

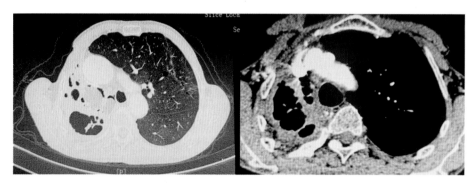

病例19图1　影像检查

3. 支气管镜检查（病例19图2）　镜下见右主管腔见淡黄色、包膜完整突起物阻塞管腔致管腔狭窄，支气管镜挤过狭窄部后探及中间段远端管腔，管腔内大量脓稠性分泌物溢出。用高频电圈套切割，并予ECO-100型微波治疗仪多点热凝固及库蓝K320型冷冻治疗仪反复冻取，取出较多脂肪样新生物，后右主管腔较前通畅。

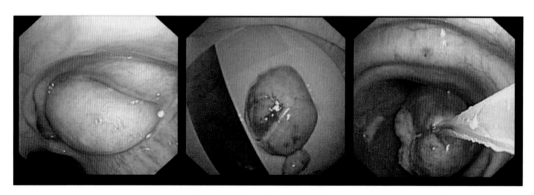

病例19图2　支气管镜检查

4. 病理结果（病例19图3）　镜下见支气管黏膜组织，部分黏膜上皮呈乳头状增生，黏膜下见大量的成熟脂肪组织，灶性区域伴大量淋巴细胞浸润，符合脂肪瘤病理改变。免疫组化标记示：CK（上皮+）、CD3（少量+）、CD20（部分+）、K67（约20%+）、Syn（-）、CD56（-）。

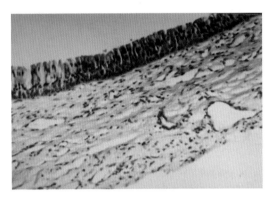

病例19图3　病理检查

注：镜下可见大量成熟的脂肪组织，同时可见淋巴细胞浸润。

（四）入院诊断

支气管脂肪瘤。

（五）鉴别诊断

1. 平滑肌瘤　平滑肌瘤常发生于气管下1/3，起源于气管黏膜下层，大多呈圆形或卵圆形，表面光滑，可突入腔内，表面黏膜苍白。一般肿瘤由分化良好、排列成交错状的梭状细胞束构成。气道平滑肌瘤大多生长缓慢，肿瘤较小时可以通过气管镜摘除，但如果瘤体较大，需要考虑手术治疗。

2. 错构瘤　此肿瘤多呈圆形或卵圆形，包膜完整，一般有细小的蒂与气管支气管壁相连，通常肿瘤表面光滑，质地坚硬，气管镜活检钳不易获取肿瘤组织。可采用经支气管镜激光烧灼、汽化肿瘤或用高频电圈套摘除。

3. 血管瘤　可原发于气管，或由纵隔的血管瘤伸延入气管，临床上可分为海绵状血管瘤、血管内皮细胞瘤、血管外皮细胞瘤等，通常情况下血管瘤可弥漫性浸润气管黏膜并使气管管腔狭窄，也可以突入气管腔内引起梗阻。气管镜下可观察到突入腔内的血管瘤质软、色红、息肉样，如无特殊情况应禁止活检，以免引起大出血。治疗可行内镜切除、激光治疗或考虑外科手术等。

4. 神经纤维瘤　气道内神经纤维瘤是神经鞘的良性肿瘤，瘤体可有包膜、质硬，肿瘤可带蒂突入气道腔内。支气管镜下可见气管壁上圆形、质硬、表面光滑的肿物。组织学上，梭形细胞和黏液样基质交替，神经鞘细胞排列成典型的栅栏状。气道内神经纤维瘤可经内镜介入下摘除或通过手术切除。

二、诊断思路

1. 支气管脂肪瘤的诊断标准及镜下表现　支气管脂肪瘤系原发于支气管的一

种少见的肿瘤。发生于正常脂肪组织较多的支气管、左总支气管及叶支气管较多见。常呈哑铃状，部分肿瘤在支气管黏膜下组织，部分肿瘤向管腔生长，形成息肉样瘤体，其表面覆盖完整的黏膜组织。肿瘤生长于中央支气管者，常引起咳嗽、咯血和阻塞性肺炎。阻塞远端的支气管因炎症破坏，可变形、扩张。

支气管镜检查脂肪瘤多呈圆形或椭圆形，表面光滑，淡黄色，可活动，血管少，带蒂，管腔被部分或完全堵塞，是诊断手段之一。它直观地显示脂肪瘤的位置、大小、形态、活动度、表面情况、与周围组织的关系以及堵塞程度。

2. 内镜下对于支气管脂肪瘤的治疗策略　支气管脂肪瘤可发生于支气管的管壁外、内侧。前者多在肺内浸润形成瘤体；后者则在气管内形成息肉样瘤体，其表面为支气管黏膜覆盖，表面有包膜，对支气管产生压迫，因而使肺组织发生肺不张。

支气管脂肪瘤可能导致部分或全部支气管阻塞和继发性肺破坏，早期切除良性的支气管内肿瘤可能防止远端肺损伤。因此，准确诊断和积极地治疗支气管脂肪瘤是必不可少的。治疗支气管脂肪瘤的方法主要有手术或内镜切除，方法的选择取决于肿瘤的大小和肺损伤的程度。

目前内镜治疗被广泛推荐为一线治疗，与外科手术相比，支气管镜下的切除可以完全解除患者的症状，并且风险较低。常见的方法有全身麻醉下经气管镜行高频电凝圈套电切、氩离子凝固术、冷冻及激光等。经气管镜行氩离子凝固术及高频电凝圈套摘除气道内脂肪瘤治疗明确、安全，硬质气管镜内径较宽，镜下视野良好，气道安全性更高。镜下切除的最佳指征为中央型并且未明显累及支气管内膜。但如果肿瘤较大，向管腔外生长，CT表现为哑铃状，肿瘤密度不确定，内镜下治疗就是不合适的；另外，如果远端肺组织破坏严重，镜下切除后剩余肺组织较难恢复，内镜治疗也不推荐。这种情况下外科手术可能是更好的选择，可以完全切除病灶。

三、经验总结

1. 内镜下高频电切割是治疗支气管脂肪瘤的一种方式，支气管脂肪瘤是一种良性病变，对于人体的影响主要以阻塞和继发性肺破坏为主，通过内镜下高频电可以切除气道内的瘤体，进而达到缓解梗阻、改善肺破坏的目的。

2. 由于属于微创治疗，相比外科手术，内镜下高频电切除治疗支气管脂肪还具有创伤小、可重复、相对风险低等优点，并且如果患者病灶切除完整，可以完全解除症状。

（李 刚）

参考文献

[1]孙忠亮.中国医学百科全书肺病学[M].上海：上海科学技术出版社，1986.

[2]李朝华 陈锦明.少见疾病X线诊断[M].长沙：湖南科学技术出版社，1983.

[3]徐琴，吴峰，欧阳小平，等.支气管镜下高频电凝圈套加高频电凝治疗支气管脂肪瘤1例报道并文献复习[J].国际呼吸杂志，36（22）：1710-1713.

[4]何惠华，杨继洲，彭清臻等.右支气管内脂肪瘤一例[J].中华结核和呼吸杂志，2009，32（7）：542-543.

[5]Alazemi S，Majid A，Ruiz AI，et al.An elderly woman withchronic dyspnea and endobronchial lesionDJ[J].Chest，2010，137（2）：460-466.DOI：10.1378/chest.09-0876.

[6]Bolliger CT，Sutedja TG，Strausz J，et al.Therapeutic bronchoscopy with immediate effect：laser，electrocautery，argon plasma coagulation and stents[J].Eur Respir J，2006，27（6）：1258-1271.

病例20　纵隔囊肿经EBUS-TBNA抽液

一、病例摘要

（一）基本信息

患者，男，18岁。

主诉：干咳、胸闷2周，发现纵隔病变1周入院。

现病史：患者2周前感冒后出现干咳伴间断胸闷，于当地医院行胸部CT检查示前纵隔占位，PPD试验阳性，现为求进一步诊疗入住我科，本次病程中患者有干咳，无发热、盗汗，无乏力，无胸痛，有轻度胸闷，饮食、二便基本正常，睡眠、精神可，体重无明显减轻。

既往史：无高血压、心脏病等病史，无手术及外伤史，无药物过敏史。

个人史：无特殊。

婚育史：适龄结婚，子女体健。

家族史：否认家族性遗传病、精神病或类似病史。父母健在。

（二）体格检查

KPS 90分，气促指数评分 1级，血压131/83mmHg。生命体征平稳，体形偏瘦，口唇无发绀。听诊两肺呼吸音清，未闻及明显干湿啰音及哮鸣音。心界正常，心率86次/分，律齐，各瓣膜听诊区未闻及病理性杂音。腹部查体未见异常。双下肢无水肿。神经反射未见明显异常。

（三）辅助检查

1. 实验室检查　血清、生化二号检验报告：动脉硬化指数4.63↑，间接胆红素17.6μmol/L↑，葡萄糖9.82mmol/L↑，三酰甘油1.84mmol/L↑。（尿液）小便常规检验报告：尿糖3+↑。（血浆）血凝检验报告：纤维蛋白原1.65g/L↓。（静脉血）血常规＋hsCRP检验报告：白细胞5.06×10^9/L，红细胞4.94×10^{12}/L，血红蛋白153g/L，血小板计数237×10^9/L。其余肿瘤标志物、血沉等检查未见明显异常。

2. 影像学检查（病例20图1）　2023年3月20日胸部CT：两肺未见明显异常，

纵隔淋巴结肿大。CT检查可见纵隔内见囊状低密度灶，增强未见明显强化；两肺未见明显实质性病变，两侧胸腔无积液。

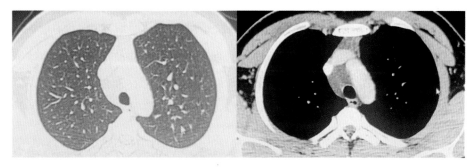

病例20图1　胸部CT

3. 支气管镜检查（病例20图2）　两侧支气管黏膜轻度充血水肿，管腔内少许黏液性分泌物给予吸除，管腔通畅，未见新生物，EBUS探及4R组液性暗区，多普勒模式显示其内弱流动信号，用OLYMPUS 21G穿刺针行EBUS-TBNA 1针，抽得淡黄色透明液体约15ml。送病原学检查。

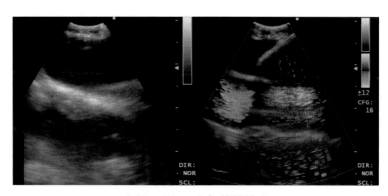

病例20图2　支气管镜检查

4. 检查结果　穿刺液送检，2023年4月3日（穿刺液）体液常规检验报告：外观微黄，微浑，凝块（无），李凡他试验1+↑，体液白细胞计数1796×10^6/L，多个核细胞计数26×10^6/L，单个核细胞计数1770×10^6/L，多个核细胞分类1.4%，单个核细胞分类98.6%。

2023年4月4日（穿刺液）结核RNA检验报告：结核分枝杆菌RNA 阴性。（穿刺液）Gene-Xpert检测检验报告：Gene-Xpert（MTB-DNA）阴性。（穿刺液）结核DNA检验报告：TB-DNA（恒温扩增法）阴性。（穿刺液）体液生化检验报告：总蛋白39.9g/L↓，葡萄糖9.83mmol/L，乳酸脱氢酶78U/L，腺苷脱氨酶4.80U/L。

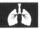

（四）入院诊断

纵隔囊肿。

（五）鉴别诊断

1. 神经源性肿瘤　该肿瘤好发生于后纵隔区，可分为外围神经肿瘤（神经鞘瘤及神经纤维瘤），一般发生于肋间神经，多见于青年人；交感神经及神经节肿瘤（节细胞神经瘤、节细胞神经母细胞瘤、神经母细胞瘤），发生于交感神经节，常见于儿童，少见的副交感神经节组织的肿瘤（副交感神经痛、嗜铬细胞瘤）好发于成年人，可合并内分泌异常。

2. 胸腺肿瘤　该肿瘤是前纵隔最常见的肿瘤。胸腺可以发生各种肿瘤，胸腺肿瘤常可合并全身其他系统的疾病，如免疫性疾病、胸外的恶性肿瘤，少数可合并内分泌异常。

3. 中心型肺癌　超声一般不易探及，有时在病变同侧上纵隔有转移性淋巴结肿大。较大的淋巴结声像为结节状或分叶状均匀性低回声暗区，后方回声增强，与恶性淋巴瘤难以鉴别。但如结合临床特征鉴别则不困难。

4. 纵隔转移性恶性肿瘤　较大的转移性肿瘤在声像上表现为肿瘤边界不规则，内都回声不均匀，后方多为衰减。原发病灶的发现有助于诊断。

二、诊疗思路

1. 纵隔囊肿的诊断标准及镜下表现　纵隔囊肿胸部X线多表现为由纵隔突向肺野的圆形或椭圆形阴影，边缘光滑，密度淡而均匀CT和B型超声检查均提示囊性肿物。但对囊肿的来源有时难以诊断，比如按照分型可有支气管囊肿、心包囊肿、皮样囊肿、胸腺囊肿、食管囊肿及囊状淋巴管瘤等，超声气管镜病灶多显示为低密度液性区。可结合胸部X线、CT及超声气管镜下针吸活检物明确诊断，比如支气管囊肿，针吸活检多可检出乳白色或黄白色黏液，囊状淋巴管瘤肿物穿刺多可穿刺抽出淡黄色透明液体等。

2. 内镜下诊治策略　纵隔囊肿一般应行手术切除治疗，但对于无临床症状而手术耐受性较好的患者可行择期手术；呼吸道压迫症状明显者（多见于小儿患者）有时需行急诊手术；囊肿继发感染者可先予抗生素和局部引流治疗，感染控制后再行手术切除。手术治疗效果良好，但个别患者术后囊肿可复发。对于此病诊疗，超声气管镜检查可有助于诊断；另外，患者气道压迫症状明显时，可以在超声气管镜引导穿刺抽液减轻压迫症状。

三、经验总结

1. 纵隔囊肿来源复杂，临床可有很多分型，治疗上需要依据患者的病变类型及症状特点进行选择，对于纵隔囊肿，超声气管镜下的针吸活检有助于明确诊断。

2. 对于气道压迫症状明显的患者，除了可进行传统的外科手术切除之外，通过超声气管镜引导下的穿刺液抽取，也可改善缓解患者的压迫症状。

（李　刚　查显奎　唐　飞）

参考文献

[1]陆凤翔主编.临床超声诊断学[M].南京：东南大学出版社，1992.

[2]姜格宁.纵隔肿物[M].上海：同济大学出版社，2013.

[3]段争，于婧，宫小薇，等.超声支气管镜引导下经支气管针吸活检诊治纵隔囊肿一例并文献复习[J].中华结核和呼吸杂志，2015，38（4）：314-316.

[4]柳威，王咏雪，李芸，等.超声引导下经支气管针吸活检在纵隔囊肿诊治中的应用（附4例报告）[J].中国内镜杂志，2023，29（4）：86-89.

[5]刘建英，张真路，陈佑平，等.纵隔囊肿14例临床病理特征分析[J].临床与实验病理学杂志，2014，30（6）：689-690.

病例21 "三明治"法封堵右中叶术后残端瘘

一、病历摘要

（一）基本信息

患者男性，73岁。

主诉： 右中叶腺癌术后半月余，发现支气管残端瘘1天。

现病史： 患者2022年10月劳累后出现胸闷不适，外院行胸部CT提示右肺中叶占位，无明显胸痛、咯血不适，遂于2022年11月PET-CT提示右肺中叶肺癌伴左侧第6后肋、T_9左侧横突、L_2骨转移；右上肺门肿大淋巴结伴[18]F-FDG代谢增高，转移可能；后患者2022年11月18日行胸腔镜下右肺中叶切除术，术后病理提示为肺腺癌，术后患者胸腔闭式引流管持续漏气，予以保守治疗后疗效不佳，2022年12月6日行气管镜检查提示支气管残端瘘可能，为进一步治疗于2022年12月6日入住我科。此次病程中患者神清、精神尚可，偶有咳嗽、咳痰伴闷喘，饮食二便正常，睡眠尚可，近期体重稍减轻。

既往史： 无高血压、心脏病等病史，无外伤史，无药物过敏史。

手术史： 2022年11月18日行胸腔镜下右肺中叶切除术。

个人史： 无特殊。

婚育史： 适龄结婚，子女体健。

家族史： 否认家族性遗传病、精神病或类似病史。

（二）体格检查

神清，精神可，皮肤巩膜无黄染，浅表淋巴结未触及明显肿大，胸廓无畸形，右侧胸壁可见一长约10cm左右手术瘢痕，听诊右肺呼吸音稍减低，未闻及明显干湿性啰音。心率75次/分，律齐，未闻及病理性杂音。腹软，肝脾肋下未及，无压痛及反跳痛。双下肢无水肿，NS（-）。

（三）辅助检查

外院辅助检查：

2022年11月16日全身PET-CT示：①右肺中叶肺癌伴左侧第6后肋、T_9左侧横突、L_2骨转移；右上肺门肿大淋巴结伴^{18}F-FDG代谢增高，转移可能；②双肺慢性支气管炎-肺气肿伴散在纤维化灶；双肺内散在小结节，部分钙化；双侧肺门及纵隔淋巴结反应性增生；主动脉及冠脉硬化；③双肾囊肿；④双侧颈部部分肌肉及双侧部分肋间肌对称性糖代谢增高，考虑为非特异性摄取；双侧硬化型乳突；右侧上颌窦少许炎症；左侧基底节区软化灶。

2022年11月18日术中病理示：镜检考虑浸润性腺癌，待术后病理明确诊断。

2022年11月24术后病理示：（右肺中叶结节）大小约1.2cm×1.0cm×0.6cm，镜检浸润性腺癌（腺泡型约占80%、贴壁型约占15%、微乳头型约占5%），未见确切神经侵犯及脉管内癌栓；肺门未检及明显肿大淋巴结。支气管及脉管切缘阴性。

2022年11月29日胸部CT示：①系右肺中叶部分切除术后，右肺中叶体积缩小，右肺门旁条状致密影，右侧胸壁及胸腔积气，右侧胸腔引流管影，呈术后改变；②右肺炎症及纤维灶；③双肺肺气肿；④双肺数枚结节，随访；⑤主动脉及冠脉粥样硬化；⑥部分胸椎左侧横突、左侧部分肋骨骨质密度不均，请结合ECT检查。

2022年12月5日基因检测：EGFR exon19突变。PD-L1<1%。

2022年12月6日气管镜检查：提示支气管残端瘘（病例21图1）。

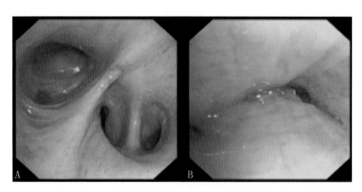

病例21图1　气管镜检查

注：A.右中间段远端支气管；B.右中叶术后残端处瘘口处。

本院辅助检查：

1. 实验室检查　血生化、血常规、血免疫组合、凝血四项等检查结果均未见明显异常。

2. 肺功能检查　轻度通气功能障碍。

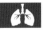

（四）初步诊断

1. 支气管胸膜瘘。

2. 右肺中叶恶性肿瘤（腺癌术后；EGFR19外显子缺失；PD-L1<1%）。

二、诊疗思路

（一）内镜诊疗思路

肺癌术后支气管胸膜瘘（bron-chopleural fistula，BPF）是肺切除术后各级支气管与胸膜腔相通而形成的异常通道，发生率为1.0%～4.0%，死亡率为16.0%～72.0%。BPF的治疗目的主要是闭合瘘口和引流肺切除术后的脓腔，闭合瘘口可防止感染性胸水进入肺内引起肺部感染和窒息，同时有助于脓腔的清除。内镜下治疗方式如下：

1. 致炎性化学物质　致炎性材料主要包括硝酸银、石炭酸、无水乙醇和乙氧硬化醇等化学物质，主要通过刺激瘘口周围黏膜产生无菌性炎症反应，引起肉芽组织增生封堵瘘口。

2. 直接封堵材料　直接封堵材料主要包括各种化学封堵材料、支架、支气管内单向活瓣和心血管封堵器等，主要通过机械性封堵方式封闭瘘口。

3. 气管支气管支架　支架常用于中央气道阻塞的治疗，在一些病例报道中也被用来治疗BPF，金属支架置入后不仅可以机械性封堵瘘口，还可以刺激炎症反应引起肉芽组织增生，从而封堵瘘口，有些情况下述需要改造支架外形使其与瘘口周围更加贴合。

4. 支气管瓣膜（endo-bronchial valves，EBV）　EBV是一种容许气体和分泌物在呼气时排出，而阻止气流吸入的单向活瓣，最初被设计用于内镜下肺减容术（lung volume reduction surgery，LVRS），来替代外科肺减容手术。EBV用于BPF的理论依据是：通过阻止气流通过瘘口，为瘘口的愈合创造条件，预期瘘口愈合后再取出。

5. 心血管封堵器　既往用于房间隔缺损和动脉导管未闭治疗的封堵器也用于BPF的封堵治疗。它是由镍钛合金丝编织成的双盘状结构，中间为一纤细的"腰部"，可反复回收、释放，有利于置入到最佳位置。

6. 自体血　自体血中含有大量的凝血酶，能够在病变部位将纤维蛋白原转化为纤维蛋白起到凝血作用，对伤口愈合具有促进作用，同时自体血中的凝血酶可以刺激胸膜间皮细胞释放细胞因子，胸膜形成无菌炎症产纤维化作用起到了粘连作用。

（二）治疗过程及疗效评价

1. 操作过程 ①全麻下行支气管镜诊疗术，支气管镜经过声门后，在注药孔追加2%利多卡因2～3ml，达病变部位后，再次追加2%利多卡因2～3ml，目的在于降低气道易感性、防止呛咳；②右中叶术后残端处见一明显瘘口，麻醉机机械通气时AB瓶内可见气泡溢出；③封堵：予APC于瘘口周边黏膜处局部电灼烧，见黄色焦痂后予一次性使用注药导管于瘘口处注入"三明治"，注入顺序为全血2ml、凝血酶1U（2ml生理盐水稀释）、全血1ml，封堵后麻醉剂机械通气时水封瓶内未见气泡溢出，表明封堵成功，退出支气管镜。术后继续行胸膜腔闭式引流。（2022年12月8日全麻气管镜，见病例21图2）。

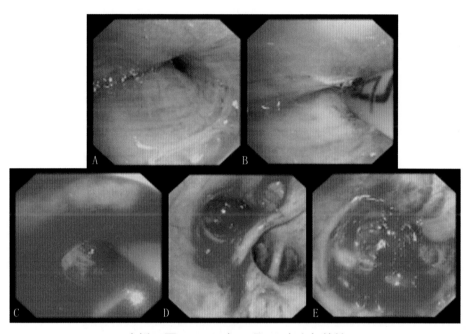

病例21图2 2022年12月8日全麻气管镜

注：A. 右中叶术后残端见瘘口；B. 右中叶残端瘘口处 APC 热疗中；C. "三明治"封堵中；D. 右中叶残端瘘口处"三明治"封堵后。

2. 注意事项 ①置管深度应以2～3cm为宜，尽量减少扭曲堵塞发生，操作过程要严格执行消毒灭菌流程，避免继发性感染发生；②采取自体血治疗期间要给予患者补充热量和蛋白质等物质，强化患者营养支持，对难治性气胸愈合具有重要意义；③手术过程中怀疑存在胸腔感染者应避免自体血治疗，考虑血液可以为病菌提供培养基容易发生肺脓胸导致患者病情进一步恶化；④术后要叮嘱患者避免剧烈活动，对患者胸管不宜夹闭，确保肺脏最大限度复张状态，有助于破口愈合。

3．后期随访及治疗

（1）2023年1月12日胸部CT：①右肺术后改变，右侧液气胸；②右余肺及左肺慢性支气管炎、肺气肿、肺大疱（病例21图3）。

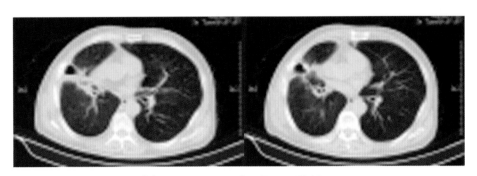

病例21图3　2023年1月12日胸部CT

（2）2023年1月16日全麻气管镜（病例27图4）：右中叶见术后残端，原瘘口处见肉芽肿增生封堵。由于AB瓶内仍见气泡溢出，结合近期胸部CT，考虑右中叶瘘口未能完全封堵，故于原瘘口处予微波局部热疗刺激肉芽增殖，后用导管于瘘口处"三明治封堵"［注入自体血2ml＋血凝1U（2ml生理盐水稀释）＋自体血1ml］，封堵后麻醉机机械通气时水封瓶内未见气泡溢出，予退镜（病例21图4）。

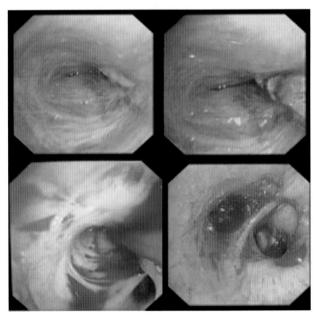

病例21图4　2023年1月16日全麻气管镜

注：A.右中叶术后残端原瘘口处见肉芽肿增生封堵；B.右中叶术后残端原瘘口处予微波热疗中；C.右中叶术后残端原瘘口处"三明治"封堵中；D.右中叶术后残端原瘘口处"三明治"封堵后。

（3）2023年3月10日胸部CT：①右肺癌术后改变；②右余肺及左肺慢支可能，肺气肿、肺大疱（病例21图5）。

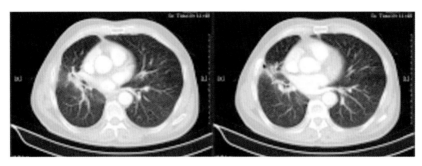

病例21图5　2023年3月10日胸部CT

（4）2023年3月14日气管镜检查：右中叶支气管术后残端原瘘口处见肉芽肿增生封堵（病例21图6）。

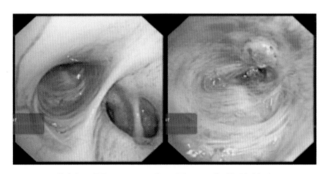

病例21图6　2023年3月14日气管镜检查

2023年3月15日左右患者胸引管持续72小时无气泡溢出后拔管。

（5）2023年5月17日胸部CT（病例21图7）：①右肺癌术后改变；②慢性支气管炎，肺气肿。

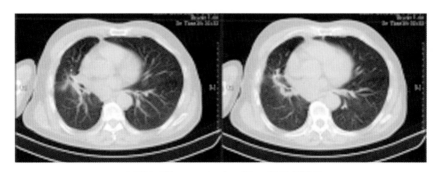

病例21图7　2023年5月17日胸部CT

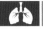

（三）全身治疗

抗感染、化痰、营养支持等对症处理，奥希替尼靶向治疗，并辅以唑来膦酸抑制骨破坏。

三、经验总结

1. 内镜介入治疗创伤小，恢复快，可在局麻下完成，逐渐成为肺癌术后BPF患者，尤其是一般情况差不能耐受再次手术的患者的重要治疗方法。

2. 采用"自体血＋凝血酶"作为封堵剂，其优点在于：①获取容易；②无排斥反应；③10～14天后可自溶吸收，而此时瘘口大多愈合，封堵效果佳。

（吴迎凤　唐　飞　吕莉萍）

参考文献

[1]谢冬，姜格宁，费苛，等. 肺切除术后支气管胸膜瘘的治疗进展[J]. 中华胸心血管外科杂志，2013，29（8）：502-504.

[2]Fruchter O，El Raouf BA，Abdel-Rahman N，et al. Efficacy of Bronchoscopic Closure of a Bronchopleural Fistula with Amplatz-er Devices：Long-Term Follow-Up[J]. Respiration，2014，87（3）：227-233.

[3]屈肖杰，陈宇清，李强，等. 选择性支气管单向活瓣置入术治疗老年难治性气胸3例伴文献复习[J]. 国际呼吸杂志，2016，36（18）：1410-1413.

[4]李国庆，黄勇，许晴琴，等. 改良喉罩全麻在Chartis系统定位漏气支气管及自体血封堵治疗难治性气胸术中的应用[J]. 中国临床研究，2017，30（10）：1328-1331.

病例22　气道支架在纵隔占位诊疗中的合理应用

一、病历摘要

（一）基本信息

患者男性，71岁。

主诉： 反复咳痰喘3年，加重1个月余。

现病史： 患者"反复咳、痰、喘3年，加重1个月余"于2020年5月15日入院。外院胸部CT示纵隔多发软组织影伴气管受压狭窄。入院，精神一般、饮食差，二便尚正常，近期体重无明显减轻。

既往史： 10年前因"食道癌"行手术切除术。婚育史、家族史无特殊。

个人史： 长期大量吸烟史。

婚育史： 适龄结婚，子女体健。

家族史： 否认家族性遗传病、精神病或类似病史。

（二）体格检查

生命体征平稳，体形正常，呼吸促，口唇无发绀。浅表淋巴结无肿大，心脏听诊无异常，气管呼吸音粗，伴有哮鸣音，两肺呼吸音略低，余无特殊。

（三）辅助检查

1. 实验室检查　血凝、血常规、生化、心电图等无明显异常。

2. 2020年5月9日外院CT报告示左下肺炎，右下肺炎性结节可能。上纵隔多发软组织影伴气管受压狭窄。

3. 2020年5月19日我院气管镜　气管中下段管腔高度外压狭窄，左上、下及右上、中、下叶各支气管结构正常，管腔通畅。EBUS在气管狭窄处探及气管旁肿块，予行EBUS-TBNA，后再气管狭窄处置入金属覆膜支架一枚（病例22图1）。

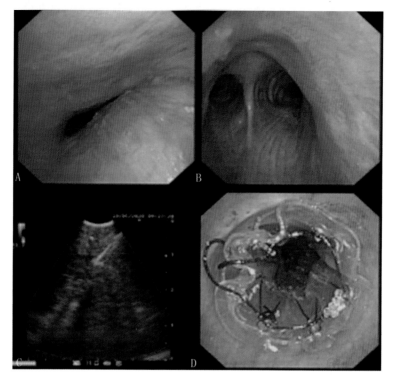

病例22图1 支气管镜

注：A.气管中下段管腔高度外压狭窄；B.气管下段，气管隆突锐利；C.EBUS在气管狭窄处探及气管旁肿块，予行EBUS-TBNA；D.气管狭窄处置入金属覆膜支架一枚。

（四）初步诊断

1. 纵隔占位。

2. 气管狭窄。

3. 食道癌术后。

（五）鉴别诊断

1. 肿瘤转移性淋巴结肿大 全身多个脏器的原发性恶性肿瘤均可转移至纵隔，引起单发或多发的纵隔淋巴结肿大，常见的原发肿瘤包括支气管肺癌、乳腺癌、胰腺癌、肝癌、胃癌、结肠癌、肾癌、前列腺癌、睾丸癌、甲状腺癌及鼻咽癌等。肿瘤细胞可经淋巴管转移至纵隔淋巴结，也可以先经血液循环到肺或纵隔间隙，再经淋巴引流转移至淋巴结。纵隔淋巴结转移表现为单发或多发的淋巴结肿大，边缘清楚或不清楚，受累范围常局限于某一淋巴通道的淋巴结。受累淋巴结的解剖分布与原发癌肿的部位密切相关。

2. 结核 肺内原发灶的MTB经淋巴引流到相应区域淋巴结，导致肺门或纵隔淋巴结肿大，常见于儿童、老年人及免疫功能减退者。肿大淋巴结常见于2R、4R和

10R组，尤其是4R组淋巴结。肿大的淋巴结可单发或多发，较少融合成肿块。胸部CT平扫显示肿大的淋巴结密度均匀或中央密度稍低，有时可见钙化灶。胸部增强扫描时，直径<2cm的肿大淋巴结内因含有增生的肉芽组织而呈均匀强化，肿大的淋巴结直径≥2cm时，常见中央不强化坏死区，周边呈环状强化，这与病灶中心干酪样坏死不强化而周边富含血管炎性肉芽组织强化有关，常见于活动性病灶；当相邻淋巴结破溃融合时呈分隔样强化。胸部CT显示肺内结节状、条索状或斑片状等形态的结核病灶，累及心包时，可出现心包积液及心包增厚。

3. 结节病　该病是一种原因不明的全身性、非干酪性肉芽肿性疾病，常引起肺门和纵隔淋巴结肿大，发生于75%～80%的结节病患者。淋巴结肿大以4R组、10R组、第5组及第7组淋巴结多见，占60%以上，此外内乳淋巴结和腋窝淋巴结也可出现肿大。结节病的病理特点以上皮细胞和多核巨细胞为主，并有淋巴细胞浸润的、无干酪坏死的肉芽肿，结节病的诊断主要依据病理学。胸部CT典型表现是双侧肺门淋巴结对称性肿大，伴或不伴纵隔淋巴结肿大。10R、10L、2R及4R组淋巴结肿大最为常见，第5组、第6组、2L及4L组淋巴结也常累及，孤立性纵隔淋巴结肿大而无肺门淋巴结肿大者比较少见。肿大的淋巴结呈圆形或卵圆形软组织影，密度均匀，边缘清楚，大小常在2cm左右，少数患者可见肿大的淋巴结互相融合成较大的软组织影，边缘不清。少数结节病患者肿大的淋巴结可呈浓密状、斑点状或蛋壳样钙化。多发结节是结节病最常见的肺内表现，为肺内多发的非干酪性肉芽肿，结节周围有网织纤维，直径为1～5mm，部分可达1cm，典型的结节沿支气管血管束的肺间质、小叶间隔、肺裂及胸膜下淋巴组织分布。增强扫描显示肿大的淋巴结轻中度均匀一致性强化，分布比较对称。

4. 淋巴瘤　该病是发生于淋巴结或结外淋巴组织的全身性恶性肿瘤，不包括其他肿瘤转移至淋巴结。病理上淋巴瘤分为霍奇金淋巴瘤（HL）和非霍奇金淋巴瘤（NHL）两大类，病理学特征性区别是前者可以找到Reed‐Sternberg细胞（R-S细胞，里-斯细胞），而后者没有R-S细胞。淋巴瘤纵隔受累的淋巴结可以单发，但常为多发，多发者可分散存在，境界清楚或模糊，也可融合成不规则肿块，甚至包绕浸润血管及气管等纵隔结构。除上纵隔淋巴结肿大外，10R、10L、第7组、心膈角淋巴结、内乳淋巴结及后纵隔淋巴结也可肿大。肿大的淋巴结内发生钙化者少见，增强扫描多为均匀一致强化。淋巴瘤也可侵犯胸膜、心包和肺组织。

5. Castleman病　该病又称巨大淋巴结增生症或血管淋巴性滤泡组织增生，是一种以不明原因淋巴结肿大为特征的慢性淋巴组织增生性疾病，发病机制不清。临床上按肿大淋巴结的分布分为局灶型和多中心型。按组织病理学特征分为透明血

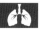

管型、浆细胞型和兼有两者特征的混合型。透明血管型占80%～90%，常无症状，临床多呈局灶型，完整切除后很少复发。浆细胞型占10%～20%，部分伴有全身症状，为多中心型。局灶型Castleman病中95%以上为透明血管型，表现为孤立的或某一组肺门或纵隔淋巴结肿大，CT平扫表现为肺门或纵隔内圆形、类圆形或分叶状软组织肿块密度影，边界多清楚，呈中等密度，多数密度均匀，5%～10%的患者肿大淋巴结内可见分支状或斑点状钙化，病理学表现为病灶内增生的小血管主干及其分支的退变、玻璃样变和钙化，由于血液供应丰富，病灶内极少伴有出血和坏死。CT增强扫描时病变强化明显，其机制为透明血管型病灶内丰富的毛细血管增生和周边较多粗大的滋养动脉所致。多中心型Castleman病以浆细胞型为主，表现为纵隔和肺门多组淋巴结受累，CT表现为多发软组织密度结节，增强扫描显示病灶轻至中度强化。病变侵犯肺实质时表现为淋巴细胞间质性肺炎和胸腔积液。除纵隔淋巴结外，全身多处淋巴结可受累，包括腋窝淋巴结、锁骨上淋巴结、腹股沟淋巴结、腹膜后和肠系膜淋巴结，该型患者预后不良。

6. 尘肺　长期吸入粉尘的人可表现为肺门及纵隔淋巴结钙化和（或）肿大。其淋巴结异常改变与患者接触粉尘量的多少和性质有关。各区的淋巴结均可发生变化，以第7组和10R组淋巴结为最多，检出率分别为70%和60%。

病理结果： 鳞状细胞癌　免疫组化　肿瘤细胞：CK（＋）、P40（＋）、Ki-67（60%＋）、CD56（－）、Syn（－）、NapsinA（－）、TTF-1（－）（病例22图2）。

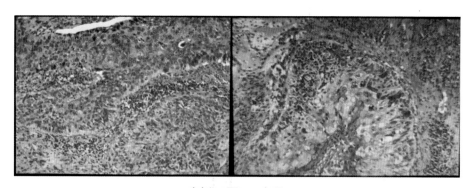

病例22图2　病理

入院诊断： 基于以上信息诊断为：纵隔鳞癌；气管狭窄。

二、诊疗思路

1. 内镜治疗策略（病例22图3）（恶性中心气道狭窄经支气管镜介入诊疗专家共识）

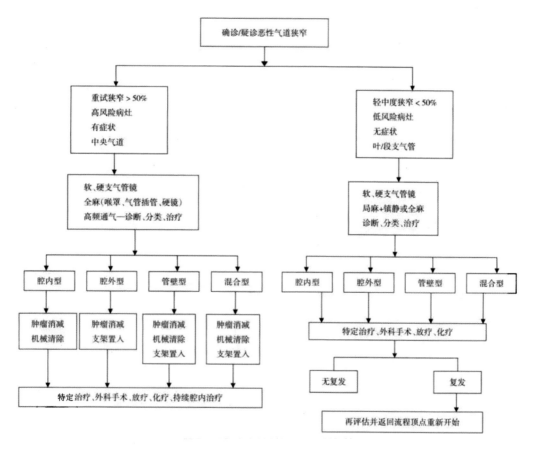

病例22图3　恶性中心气道狭窄诊疗流程图

恶性中心气道狭窄的治疗方法：①传统的外科治疗方法：袖状切除、支气管切除并行气道重建是外科切除气管癌的主要方法。但手术切除创伤大、风险高、加之部分患者病变部位解剖学限制，如病变区域太大（超过两个区）、管壁全层侵犯及混合性狭窄、转移癌等，或全身基础条件差限制手术等原因，使得外科手术的适应证非常有限，对于大部分恶性气道狭窄外科手术是无法解决的。部分患者术后端端吻合口还可发生瘢痕增生而致再狭窄；②介入治疗方法：目前经支气管镜介入治疗恶性中心气道狭窄的方法主要是通过热消融（激光、电刀、气刀等）、冷消融（冻融或冻切）、机械性切除（硬质镜铲除术）和气道扩张（支架置入或硬质镜扩张）技术，这些技术的目的是快速达到通畅气道、改善通气和防止窒息的作用；③介入治疗方法选择的原则：对于恶性气道狭窄介入治疗方法的选择最好是根据狭窄的类型去决定：对于累及气道的单纯性腔内型肿瘤，内镜下采用热、冷消融术清除或用硬质镜尖端直接切除即可；如果为混合性狭窄，内镜下可应用冷热消融术清除部分管腔内病灶，然后置入支架，最好用金属支架，如果支架扩张效果不好，可用球囊扩张支架；如果为单纯性外压性狭窄，可直接置入支架，如重度狭窄可行支气管镜下球囊扩张术，术后再置入支架；如果外压性狭窄伴气管壁侵犯，可置入带膜支架，不仅可阻止肿瘤再生，而且可对抗肿块的压迫效应。

内镜处理：本例患者结合CT及支气管镜下表现，考虑为中央型恶性气道狭窄（外压型），且狭窄程度＞50%，故于2020年5月19日行全麻支气管下介入治疗。镜见：气管中下段管壁高度外压狭窄，局部黏膜充血肥厚，气管镜挤入后见隆突尚锐利，左上、舌、下及右上、中、下各支气管轻度充血水肿，管腔内少许黏液性分泌物予以吸除，管腔通畅，未见新生物。根据CT提示在上述气管狭窄处行EBUS-TBNA，EBUS探及气管旁肿块影，予21G Olympus穿刺针行针吸活检（2针），针眼处少许渗血，予肾上腺素、血凝酶1IU表面喷洒后出现渐止；后考虑患者气管狭窄明显，经与患者家属充分沟通并同意后，予气管镜引导下置入金属覆膜支架一枚（型号规格：CZTS-I-18-60W），过程顺利。

镜下介入治疗后2020年5月23日复查胸部CT（病例22图4）：食道癌术后，纵隔淋巴结转移累及气管伴气管支架置入术后改变可能。

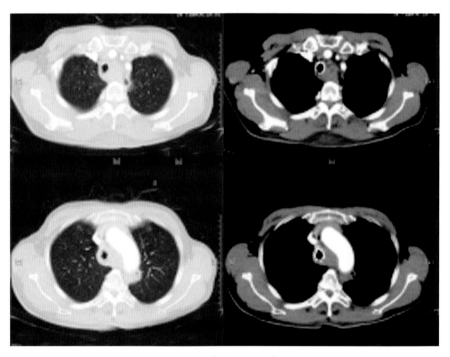

病例22图4　2020年5月23日复查胸部CT

2. 抗肿瘤治疗　2020年5月27日、6月29日、7月21日、8月12日行紫杉醇＋卡铂联合重组人血管内皮抑制素注射液（恩度）方案化疗4程。2020年10月19日行纵隔病灶＋右锁骨上淋巴结放疗。2020年12月15日期间复查胸部CT示纵隔病灶较前明显缩小（病例22图5）。

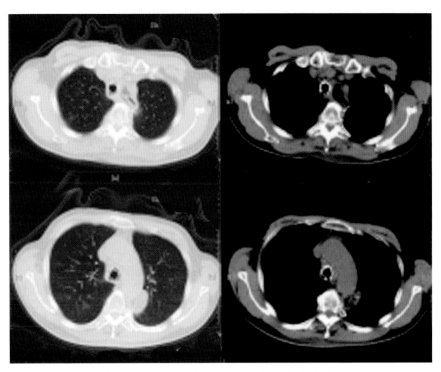

病例22图5　2020年12月15日期间复查胸部CT

3. 后续处理　该患者年龄较大，体力状况及一般情况较弱，抗肿瘤治疗期间反复出现两肺感染，结合近期复查胸部CT示纵隔病变较前缩小，故拟行支气管镜下气管支架取出术。

2020年12月18日全麻支气管镜：气管内见支架在位通畅，膨胀良好，支架内大量黏脓痰附着，予以吸除，观察支架覆膜局部见有破损，支架下缘少许肉芽肿增生，气管隆突锐利，左上、舌、下及右上、中、下各支气管轻度充血水肿，管腔内较多黏液性分泌物予以吸除，管腔通畅，未见新生物，在左下支气管内行BAL收集BALF、刷检；后经与患者家属充分沟通后予异物钳取出支架，观察气管中下段较多肉芽增殖，局部少许出血，予1∶20 000肾上腺素6ml行止血处理，后用库蓝K320型冷冻治疗仪行多点冻融治疗，并局部介入注入DXM 5mg，后退镜，术程顺利（病例22图6）。

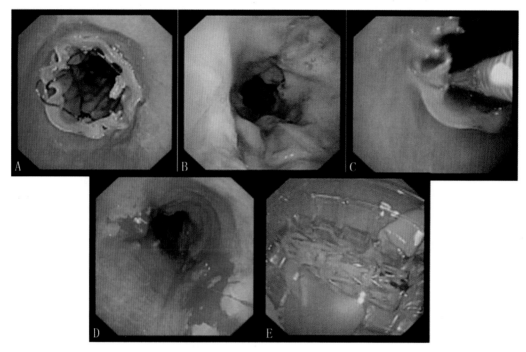

病例22图6　2020年12月18日全麻支气管镜

注：A.气管支架上缘；B.气管支架内壁；C.气管支架取出中；D.气管支架取出后。

4．随访　2021年1月20日胸部CT，见病例22图7。

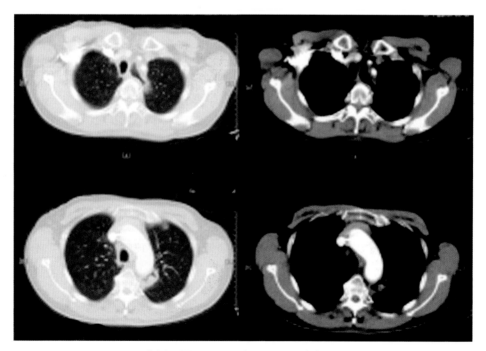

病例22图7　2021年1月20日胸部CT

三、经验总结

1、恶性气道狭窄的多学科综合治疗：①手术：早期局限性气管癌可以手术治疗；②放疗：气管狭窄<50%，不能手术，可首选放疗；③气管镜：任何气管内肿瘤均可气管镜介入治疗；④化疗：根据病理类型选择化疗方案。

2、恶性气道肿瘤的介入治疗方法：①管内型：套圈、冻取、铲切、热消融、PDT；②管壁型：冻融、铲切、热消融、PDT；③管外型：支架、放射性粒子植入。

3、气管支架置入是治疗气道狭窄的重要手段之一，可迅速解除呼吸困难、改善临床症状，是一种快速、简便、微创的治疗手段，为患者进行后续治疗提供了时机。

4、气道内支架在发挥治疗作用的同时，其支架相关并发症的发生如分泌物潴留、气道黏膜炎症反应、肉芽组织增长或肿瘤组织生长等是难以避免的。虽然正确选择支架类型以及及时的随访、复查可以减缓支架相关并发症的发生及严重程度，但仍然很难完全避免。因此当支架相关并发症影响治疗效果或支架失去治疗作用后，取出气道内支架是完全有必要的。

（吴迎凤　唐　飞）

参考文献

[1]王洪武，金发光，张楠. 气道内金属支架临床应用中国专家共识[J]. 中华肺部疾病杂志（电子版），2021，14（1）：5-10.

[2]王连庆，张杰，王娟，等. 经硬质气管镜气道金属支架取出方法及相关并发症处理措施[J]. 中华结核和呼吸杂志，2016，39（2）：98-104. doi：10. 3760/cma. j.issn. 1001-0939. 2016. 02. 005

[3]金发光，傅恩清，谢永宏，等. 难治性中心气道狭窄的综合介入治疗[J]. 中华结核和呼吸杂志，2010，33（1）：21-24. doi：10. 3760/cma.j.issn. 1001-0939. 2010. 01. 010.

[4]金发光，李王平. 中心气道狭窄的诊断及介入治疗[J]. 医学与哲学，2008，29（22）：7-9.

[5]党斌温. 中心气道管腔狭窄的病变类型和介入技术选择[J]. 国际呼吸杂志，

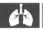

2009，29（14）：888-890.

[6]金发光．中心气道狭窄规范性诊治策略［J/CD］．中华肺部疾病杂志（电子版），2015，8（5）：1-4.

[7]王洪武．恶性原发性中央型气道肿瘤新的分型和支气管镜新的诊断方法探讨［J/CD］．中华临床医师杂志（电子版），2013，（21）：9423-9426.

病例23 介入联合免疫治疗恶性气道狭窄

一、病历摘要

（一）基本信息

患者刘某某，男性，78岁。

主诉： 间断咳嗽、咳痰伴发热3个月。

现病史： 患者3个月前无明显诱因下出现咳嗽、咳白痰，体温38.5℃左右，以午后发热为主，无胸闷、胸痛。患者自服止咳药物效果不佳。于2020年9月11日入当地某医院行胸部CT示右上肺毁损，右肺弥漫性结节影，右上肺可见大空洞影，右下肺可见小空洞影，考虑结核待排。为进一步诊疗于2020年9月11日入住我科。病程中，患者神清，精神一般，有咳嗽、咳痰，无胸闷、胸痛，饮食睡眠一般，二便尚可，近期体重减轻约5kg。

既往史： 慢性阻塞性肺病10年。

个人史： 无特殊。

婚育史： 适龄结婚，子女体健。

家族史： 否认家族性遗传病、精神病或类似病史。

（二）体格检查

血压115/85mmHg。生命体征平稳，体形偏瘦，口唇无发绀。右肺呼吸音低，左肺呼吸音粗，未闻及明显干湿啰音及哮鸣音。心界正常，心率96次/分，律齐，各瓣膜听诊区未闻及病理性杂音。腹部查体未见异常。双下肢无水肿。神经反射未见明显异常。

（三）辅助检查

1. 实验室检查 肿瘤标志物：CA50、CA125、CA199、CEA、CA742升高PPD实验、血清结核抗体、血TSPOT：阴性；痰涂片找结核抗酸杆菌：未检出结核菌；痰结核RNA、DNA：阴性。血沉93mm/h。其余血生化、血常规、血免疫组合、凝血四项等检查结果均正常。

2．肺功能检查　重度混合性通气功能障碍，每分钟最大通气量重度降低。

3．影像学检查　胸部CT（2020年9月12日）：①两肺结核继发多发支扩及空洞形成可能，右侧部分前肋受累可能；②右肺上叶毁损；③肺气肿；④右侧少量胸腔积液。（病例23图1）。

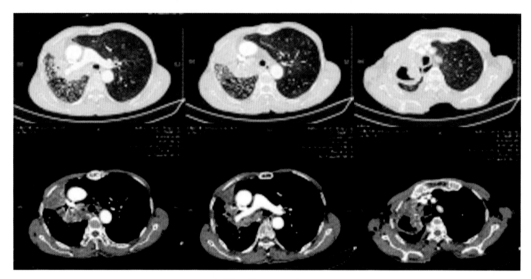

病例23图1　胸部CT

（四）初步诊断

右肺占位：肺Ca？肺结核？

（五）鉴别诊断

1．肺结核　多有全身中毒症状，如午后低热、盗汗、疲乏无力、体重减轻、失眠、心悸，女性患者可有月经失调或闭经等。胸片见病变多在肺尖或锁骨上下，密度不匀、消散缓慢，且可形成空洞或肺内播散。痰中可找到结核分枝杆菌。一般抗菌治疗无效。

2．肺炎　多表现为咳嗽、咳痰、咯血，伴发热等感染症状，可伴有头痛、肌肉酸痛、乏力等症状，血常规、痰细菌培养＋药敏有助于明确诊断。

3．肺癌　多无急性感染中毒症状，有时痰中带血丝。血白细胞计数不高，若痰中发现癌细胞可以确诊。肺癌伴发阻塞性肺炎，经抗菌药物治疗后炎症消退，肿瘤阴影渐趋明显，或可见肺门淋巴结肿大，有时出现肺不张。若经过抗菌药物治疗后肺部炎症不消散，或同时散后于同一部位再出现肺炎，应密切随访，对有吸烟史及年龄较大的患者，纤维支气管镜和痰脱落细胞等检查有助于明确诊断。

（六）进一步检查

2020年9月17日支气管镜检查：气管，左上、舌、下叶各支气管黏膜轻度充血水肿，管腔内少许黏液性分泌物予吸除，管腔通畅，未见新生物；右主管口见大量黏脓痰，予吸除后见菜花样新生物完全堵塞右主管腔，新生物表面血供丰富，在此行BAL收集BALF、刷检、活检（病例23图2）明确诊断。

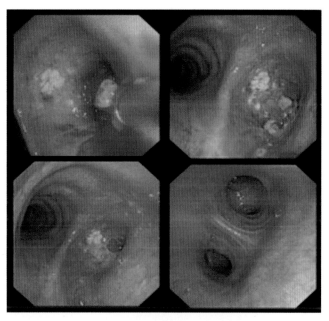

病例23图2　支气管镜检查
注：右主菜花样新生物生长致管腔堵塞，予活检。

病理结果（病例23图3）：鳞状细胞癌。免疫组化：肿瘤细胞：CK5/6（＋）、P40（＋）、Ki-67（约40%+）、Syn（－）、CD56（－）、TTF-1（－）、NapsinA（－），PD-L1＜1%。

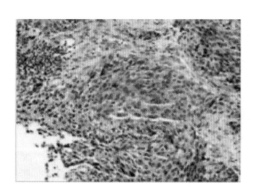

病例23图3　病理结果

2020年9月1日浅表淋巴结彩超：颈部、锁骨下及全身各浅表淋巴结未及肿大。

2020年9月12日腹部B超：右肾结石，左肾囊肿。

头颅MRI、骨ECT：拒做。

（七）入院诊断

1. 右肺鳞癌 c-T4（肋骨受侵）N2Mx PS 2分。

2. 阻塞性肺炎。

3. PD-L1＜1%。

二、诊疗思路

建议完善相关检查，并行抗肿瘤治疗，患者及家属拒绝，并要求出院。

2020年10月13日因"胸闷加重半月"再次入院，完善2020年10月14日胸部CT（病例23图4）：①右肺CA伴纵隔淋巴结M可能，右侧部分肋骨受累，右肺实变较前明显；②左肺轻度支扩伴感染，肺气肿；③左肺结节状影，M待排；④右侧少量胸腔积液。

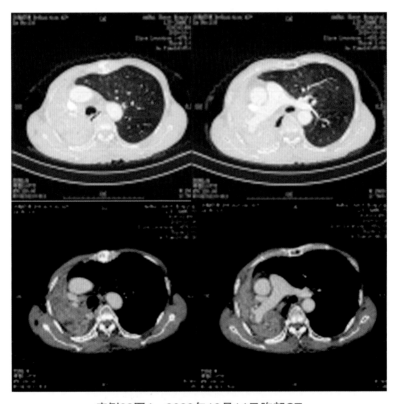

病例23图4　2020年10月14日胸部CT

1. 内镜治疗思维　恶性气道狭窄是由各种原发或转移性的恶性肿瘤所引起的气道梗阻，当气管阻塞超过50%时，患者会出现咳嗽、喘息、呼吸困难等症状，严重时甚至危及生命。为了解除呼吸道梗阻，改善患者症状，支气管介入消融技术被广泛应用于临床。消融技术是指一类通过冷、热或其他手段使肿瘤组织坏死、碳化或汽化，从而祛除病灶的介入手段，其主要适应证为远端肺仍然保有功能的气道腔内型梗阻。已有研究表明，支气管镜下介入消融技术能有效改善患者的生活质量，提高患者生存率。

（1）支架置入术：经纤支镜活检孔导入支架引导钢丝，钢丝顶端越过气管狭窄部位，边退出气管镜边送入钢丝，然后将装有支架的置入器沿引导钢丝插入气道，到达病变部位后释放支架，最后退出支架置入器及引导钢丝，必要时可用活检钳对支架进行适当调整。

（2）高频电切：常用高频电刀及圈套器进行相关治疗，将其通过纤支镜的活检孔，送达病变的部位，打开开关，利用电刀及圈套器逐渐切割病变组织，同时可以用活检钳夹出病变组织。圈套用于切除带蒂的或息肉样的气道腔内病变，其在切除病变基底部的同时局部凝固组织，从而减少病变时的出血量；电刀用于气道腔内宽基地病变的切除。

（3）冷冻治疗：将冷冻探头通过纤支镜活检孔插入病变组织，冷冻探头可置于肿物表面或插入肿物内部，启动开关，可在冷冻探头顶端形成冰球，用于切割肿物。

（4）氩气刀：将氩气喷射管插入支气管镜活检孔，靠近肿物约1cm处，踩下脚踏开关，喷射管可在肿物表面烧灼，达到清除肿物的目的，治疗后退出喷射管，若坏死较多，可用活检钳进一步清除肿物。

（5）激光：任何主气道的非单纯外压的阻塞性病变，如气管、左右主支气管病变都可通过内镜下激光治疗改善通气，解除阻塞，缓解呼吸困难。对于恶性肿瘤，还可减轻瘤负荷。

对于该患者，结合影像学考虑右主新生物生长致右主管腔完全堵塞，拟在此行瘤体消融术，必要时行支气管支架置入术。

2020年10月16日全麻支气管镜（病例23图5）：右主见瘤体完全堵塞，表面见白色坏死物覆着，在此用半导体激光、高频电圈套器行电切割及热消融治疗，并用冷冻治疗仪行冻取治疗，后见右中、下叶管腔显露，管腔内大量脓性分泌物予吸除，右中间段管壁瘤体广泛浸润，右上瘤体完全阻塞。

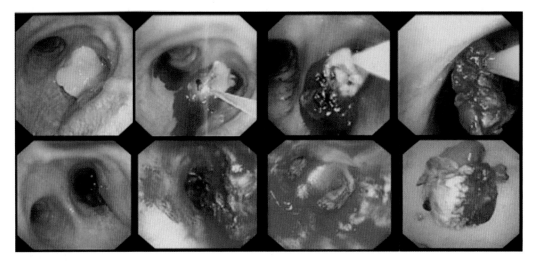

病例23图5　2020年10月16日全麻支气管镜

2．抗肿瘤治疗　2020年10月16日—2020年12月29日：白蛋白紫杉醇0.2g d1，d8＋帕博利珠单抗0.2g。

3．疗效评价

（1）胸部CT：见病例23图6所示。

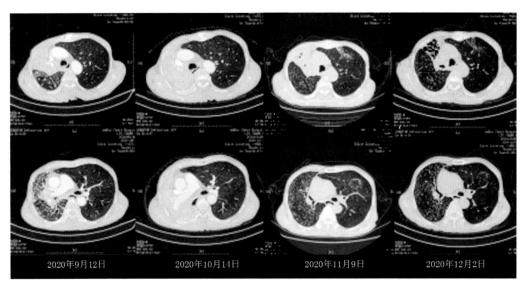

病例23图6　胸部CT

（2）2020年12月支气管镜：见病例23图7所示。

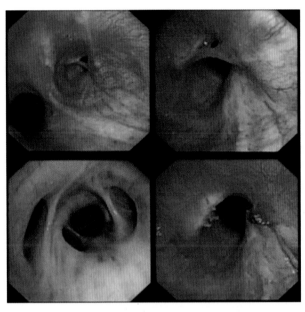

病例23图7　2020年12月支气管镜

三、经验总结

1. 恶性气道狭窄传统的治疗方式包括手术治疗、放疗及化疗，随着气管镜技术的发展，如今呼吸介入技术也是一种有效的治疗手段，常用的技术包括氩气刀、高频电刀、冷冻及置入支架等。呼吸介入技术能有效缓解患者呼吸困难症状，较少发生大量出血及心脏骤停的情况，提高患者生活质量。另外，各介入技术可联合应用，根据患者发病部位及发病特点进行灵活选择。

2. 经气管镜介入技术是临床常用的微创介入技术之一，其具有可定位治疗、创伤小、痛苦少、恢复速度快以及可重复等特点，气管镜下介入治疗是抗肿瘤治疗的重要补充，能迅速解决气道梗阻、缓解症状及改善生活质量，为放化疗及免疫治疗提供有力支持。

3. 在肺癌免疫治疗时代，介入和免疫联合为恶性气道狭窄的患者提供多一种治疗选择，可能为某一部分患者带来更大的获益。

（吴迎凤　查显奎　吕莉萍）

参考文献

[1]Ong P，Grosu HB，Debiane L，et al.Long-term quality-adjusted survival following

therapeutic bronchoscopy for malignant central airway obstruction[J].Thorax，2019，74（2）：141-156.

[2]Mahmood K，Wahidi MM，Thomas S，et al.Therapeutic bronchoscopy improves spirometry，quality of life，and survival in central airway obstruction[J]. Respiration，2015，89（5）：404-413.

[3]刘蕾，马壮. 经气管镜介入治疗恶性肿瘤致气道狭窄的临床研究[J].临床肺科杂志，2015，20（8）：1367-1369.

[4]Saenghirunvattana S，Buakham C，Masakul N，et al. Management of endobronchial cancer using bron-choscopic electrocautery[J]. J Med Assoc Thai，2006，89（4）：459-461.

[5]Rahman NA，Fruchter O，Shitrit D，et al. Flexible broncho-scopic managementof benign tracheal stenosis：long term fol-low-up of 115 patients[J]. J Cardiothorac Surg，2010，5（1）：2-9.

[6]Lee P，Kupeli E，Metha AC. Therapeutic bronchoscopy in lung cancer：laser therapy，electrocautery，brachytherapy，stents and photodynamic theray[J]. Clin Chest Med，2002，23（9）：241-256.

[7]Barros Casas D，Fernandez-Bussy S，Folch E，et al. Non-ma-lignant central airway obstruction[J]. Arch Bronconeumol，2014，50（8）：345-354.

[8]Ortiz R，Dominguez E，De La Torre C，et al. Early endoscop-ic dilation and mitomycin application in the treatment of ac-quired tracheal stenosis[J]. Zeitschrift fur Kinderchirurgie，2014，24（1）：39-45.

[9]Vorasubin N，Vira D，Jamal N，et al. Airway management and endoscopic treatment of subglottic and tracheal stenosis：the laryngeal mask airway technique[J]. Ann Otol Rhinol La-ryngol，2014，123（4）：239-298.

[10]王洪武，张楠，李冬妹，等.恶性复杂中央气道病变的气管镜介入治疗[J].中国肺癌杂志，2016，19（12）：854-858.

病例24 难治性支气管哮喘BT治疗

一、病历摘要

（一）基本信息

患者女性，45岁。

主诉：反复咳嗽6年余，胸闷1年余，加重半天。

现病史：患者6年前受凉及体力劳动时开始出现咳嗽，夜间咳嗽剧烈，偶有少许白黏痰，遂就诊于外院，结合胸部CT及肺功能等检查，诊断支气管哮喘，长期予沙美特罗替卡松（50μg/250μg）1吸q12h维持治疗，平素症状控制尚可，发作次数1～2次/月。1年余前患者开始出现咳嗽加重伴胸闷不适，更改为布地奈德福莫特罗（4.5μg/160ug）1吸q12h，症状加重时加用0.9%NS 4ml＋布地奈德2mg＋特布他林0.25mg雾化吸入bid，沙丁胺醇气雾剂1～2吸吸入，同时予泼尼松10～20mg口服，患者胸闷及咳嗽症状有所缓解。近1年来患者咳嗽及胸闷症状控制不佳，每日均有发作，夜间症状显著，每月均需住院治疗。2017年8月25日及2017年9月22日因咳嗽、胸闷症状加重入住我科，予以抗感染、平喘、化痰、雾化吸入、护胃、激素等治疗后症状较前好转，因常规治疗控制不佳，经与患者沟通后你行支气管热成型术。排除禁忌后于2017年8月31日及2017年9月27日分别行经支气管镜右下、左下支气管热成形术，术中术后未诉特殊不适。出院后患者一般情况尚可，半天前患者无明显诱因下出现咳痰伴胸闷，以黄白痰为主，活动后胸闷症状明显，现患者为行进一步治疗入住我科，病程中患者无明显发热、咯血、胸痛等不适；饮食一般，睡眠、二便正常，精神一般，近期体重无明显变化。

既往史：无高血压、心脏病、糖尿病等病史，10年前曾在武警总医院行腔镜下胆囊切除术，无外伤及输血史，无肝炎、疟疾传染病史。按时预防接种疫苗，阿奇霉素过敏，表现为头晕不适。预防接种史不详。

个人史：无特殊。

婚育史：适龄结婚，子女体健。

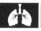

家族史：外公有支气管哮喘病史，父亲有肺结核病史。

（二）体格检查

神志清楚，精神一般。浅表淋巴结未及明显肿大。胸廓无畸形，两侧呼吸运动对等。听诊两肺可闻及哮鸣音，偶可闻及少许湿性啰音。心率88次/分，律齐，未闻及病理性杂音。双下肢无水肿。

（三）辅助检查

2017年8月26日胸部CT：两肺轻度支扩伴感染、肺气肿。

2017年8月30日肺功能：轻度阻塞性通气功能障碍；小气道重度阻塞；每分钟最大通气量轻度降低。

2017年9月26日肺功能：轻度阻塞性通气功能障碍；小气道重度阻塞；每分钟最大通气量正常。

2017年8月31日气管镜：今下午在全凭静脉麻醉下行经支气管镜支气管镜热成形术。经喉罩插管顺利，见气管及左、右侧支气管及远端管腔黏膜轻度充血水肿，管腔内较多黏液性分泌物给予吸除，各管腔通畅，未见新生物。此次选取右下支气管行支气管热成形治疗，在基底段及背段共成功激活56次。术后管腔较前略充血水肿，管口稍狭窄。经过顺利，术后清理后安返病房。

2017年9月27日气管镜：今上午全麻下行经支气管镜支气管热成形术。镜见：气管及左、右各支气管黏膜轻度充血水肿，管壁增生肥厚，管腔内少许黏液性分泌物给予吸除，各管腔基本通畅，未见新生物。选取左下支气管行支气管热成形治疗，在左侧基底支及背段支气管共成功激活59次。术后管腔较前水肿致狭窄。术程顺利，安返病房。

（四）入院诊断

1. 支气管哮喘（慢性持续期）

2. 肺部感染

（五）鉴别诊断

1. **慢性支气管炎**　多发生在中年以上患者，在气候多变的冬、春季节咳嗽、咳痰明显，多咳白色黏液痰，感染发作时可出现脓性痰，但无反复咯血史。听诊双肺可闻及散在干啰音。

2. **弥漫性泛细支气管炎**　有慢性咳嗽、咳痰、活动时呼吸困难及慢性鼻窦炎。胸片及胸部CT显示弥漫分布的小结节影。大环内酯类抗生素治疗有效。

3. **心源性哮喘**　患者常有严重心功能不全，临床表现为咳嗽、咳痰、胸闷等不适，咳痰常以粉红色泡沫痰为主，夜间平卧及感染时哮喘症状严重，心脏彩超及

BNP等检查常可协助诊断。

二、诊疗思路

1. 支气管哮喘的诊断标准　一般通过典型临床症状、体征和肺功能检查结果，并除外其他疾病所引起的喘息、气急、胸闷及咳嗽之后，进行诊断。典型哮喘的临床症状和体征：反复发作喘息、气急，伴或不伴胸闷或咳嗽，夜间及晨间多发，常与接触变应原、冷空气、理化刺激以及上呼吸道感染、运动等有关。发作时在双肺可闻及散在或弥漫性哮鸣音，呼气相延长。上述症状和体征可经治疗缓解或自行缓解。气流受限的客观检查：支气管激发试验阳性。支气管舒张试验阳性，即吸入支气管舒张剂后，FEV1（第一秒用力呼气容积）增加＞12%，且FEV1绝对值增加＞200ml。平均每日呼气流量峰值（PEF）昼夜变异率＞10%或PEF周变异率＞20%。此外呼出气一氧化氮（FeNO）和肺泡一氧化氮（CaNO）检测、血气分析、嗜酸性粒细胞计数、过敏原检测、IgE等对于诊断亦有帮助。支气管哮喘镜下主要表现为气管、支气管黏膜充血水肿明显，大部分患者支气管管腔内见较多黏稠痰，吸引时易堵塞气管镜，小部分患者镜下可无黏膜改变及分泌物、痰栓等。

2. 内镜治疗策略　支气管哮喘发作时，除支气管平滑肌严重痉挛外，患者呼吸急促费力，过度通气，大量出汗，从呼吸道及体表丢失大量水分，使气道内极易形成黏液栓，甚至导致肺不张，从而进一步加重气道堵塞，此时常规治疗效果差，机械通气可能会加重病情。如果经气管镜吸痰、灌洗、溶解黏液栓等治疗后，可使气道压力下降、气体交换增加，从而避免了病情的发展，减少患者气管插管风险及ICU的入住率。另外，支气管哮喘的本质是气道的慢性炎症，炎症反应影响气道纤毛运动系统的正常功能，过敏反应又导致黏液腺大量分泌及黏液成分改变，气管镜下行肺泡灌洗不仅能有效清除黏液栓，还可清除气道内炎症细胞、介质及可能存在的过敏原，减轻气道的炎症反应。此外，还可以通过在灌洗液中加入碳酸氢钠液、氨溴索，直接注入病变部位溶解痰液，起到直接冲洗清除炎症细胞的效果。

对于难治性哮喘，近年来支气管热成形术（BT）成为研究热点，且取得良好疗效。BT是使用热消融原理改变气道结构，消减增殖和集聚的气道平滑肌，达到缓解和控制哮喘发作时平滑肌的痉挛状态。在进行BT操作前，需要对患者进行手术可行性评估，进行全身麻醉，为确保热能治疗部位气道的愈合及保持有效的气道通气，整个治疗分为三个阶段：第一阶段治疗右肺下叶；第二阶段治疗左肺下叶；第三阶段治疗两肺上叶。每次手术间隔大约3周，每阶段的一次手术大约耗时1小时。建议所有患者围手术期口服40～50mg/d的泼尼松5日，以减少由于热成形术引起的气道炎

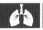

症。手术过程中产生的热能可对气道黏膜损伤造成损伤，诱发气道痉挛，导致哮喘急性发作，出现咳嗽、喘息等症状，但均于1周左右缓解。患者出院前需行肺功能检查，出院标准为1秒用力呼气容积（FEV1）达到手术前应用支气管扩张剂后FEV1值的80%以上。

3. 治疗过程及疗效　我们总共分三次进行了支气管镜下热成形术。2017年8月31日全麻气管镜：经喉罩插管顺利，见气管及左、右侧支气管及远端管腔黏膜轻度充血水肿，管腔内较多黏液性分泌物给予吸除，各管腔通畅，未见新生物。此次选取右下支气管行支气管热成形治疗，在基底段及背段共成功激活56次。术后管腔较前略充血水肿，管口稍狭窄。2017年9月27日全麻气管镜：气管及左、右各支气管黏膜轻度充血水肿，管壁增生肥厚，管腔内少许黏液性分泌物给予吸除，各管腔基本通畅，未见新生物。选取左下支气管行支气管热成形治疗，在左侧基底支及背段支气管共成功激活59次。术后管腔较前水肿致狭窄。2017年10月25日全麻气管镜：经喉罩插管顺利，气管及左、右各支气管黏膜轻度充血水肿，管腔内少许黏液性分泌物予以吸除，各管腔通畅，未见新生物。选取两上支气管行支气管热成形术（病例24图1），在右上成功激活51次，左上成功激活37次。术后两上管腔较前水肿。

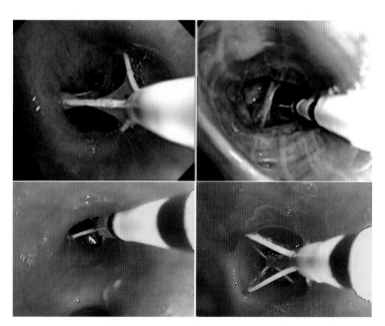

病例24图1　支气管热成形术

注：图片来源：① Langton D，Lee P.Bronchial thermoplasty: Redefining its role.Respirology，2020，25（9）：981-986.② Mainardi AS，Castro M，Chupp G.Bronchial Thermoplasty.Clin Chest Med，2019，40（1）：193-207.③ Wahidi MM，Kraft M. Bronchial thermoplasty for severe asthma. Am J Respir Crit Care Med，2012，185（7）：709-714.

三、经验总结

1. 对于接受常规药物治疗后仍有症状的重度持续性哮喘患者，在排除相关禁忌证后可考虑行BT治疗。

2. 由于右中叶气道长而窄，BT治疗后可能出现局部支气管管壁损伤、水肿、分泌物增加堵塞气道，有诱发中叶综合征的可能，故不予BT治疗。

3. 需要注意的是，操作中的给氧浓度不应高于40%，以避免氧气在气管内燃烧灼伤气道。

（张　鹏　吕莉萍）

参考文献

[1]Papi A，Brightling C，Pedersen SE，et al.Asthma[J].Lancet，2018，391（10122）：783-800.

[2]Brigham EP，West NE.Diagnosis of asthma：diagnostic testing[J].Int Forum Allergy Rhinol，2015，5 Suppl 1：S27-S30.

[3]Tarasidis GS，Wilson KF.Diagnosis of asthma：clinical assessment[J].Int Forum Allergy Rhinol，2015，5 Suppl 1：S23-S26.

[4]范龙梅，汪建新.CaNO、FeNO联合肺功能在支气管哮喘诊断中的应用价值[J].解放军医学院学报，2022，43（06）：665-668、710.

[5]廖军红，梁红卫，胡健星.FeNO、CaNO及血IgE、EOS检测对支气管哮喘近期急性发作的预测价值[J].中外医学研究，2022，20（08）：83-86.

[6]殳儆，沈鹏，施云超，等.气管插管旁路法行纤维支气管镜治疗机械通气下重症哮喘12例分析[J].中华危重症医学杂志（电子版），2011，4（04）：250-253.

[7]游辉，霍敏琴，李蓓.气管镜吸痰联合肺泡灌洗在难治性哮喘中的应用价值[J].齐齐哈尔医学院学报，2014，35（22）：3308-3309.

[8]Kaukel P，Herth FJ，Schuhmann M.Bronchial thermoplasty：interven tional therapy in asthma[J].Ther Adv Respir Dis，2014，8（1）：22-29.

[9]林江涛，农英，李时悦，等. 支气管热成形术手术操作及围手术期管理规范[J].中华结核和呼吸杂志，2017，40（3）：170-175.

[10]魏瑶娜，吴世满.支气管热成形术治疗重症哮喘作用机制、操作流程及临床应用的研究进展[J].实用心脑肺血管病杂志，2019，27（08）：117-120.

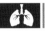

[11]吕锐，冯亦伟，陀子能.支气管热成形术在重症哮喘治疗中的临床应用[J].深圳中西医结合杂志，2021，31（21）：141-144.

[12]郑洋，范芸.支气管热成形术对难治性支气管哮喘患者哮喘控制水平及生活质量影响的前瞻性队列研究[J].海军医学杂志，2022，43（09）：973-977.

[13]柴静.支气管热成形术在重度哮喘患者治疗中的应用进展[J].临床医学，2022，42（06）：123-125.

[14]Criner GJ，Eberhardt R，Fernandez-Bussy S，et al.Interventional Bronchoscopy[J]. Am J Respir Crit Care Med，2020，202（1）：29-50.

[15]汪琳，傅腾辉，杨继兵.支气管热成形术治疗重症哮喘的研究进展[J].临床肺科杂志，2019，24（08）：1535-1539.

[16]张娜娜，曹华，万毅新.支气管热成形术治疗难治性哮喘研究进展[J].中国医学物理学杂志，2019，36（01）：108-111.

[17]Jones TL，Neville DM，Chauhan AJ.Diagnosis and treatment of severe asthma：a phenotype-based approach[J].Clin Med（Lond）.2018；18（Suppl 2）：s36-s40.

[18]Mainardi AS，Castro M，Chupp G.Bronchial Thermoplasty[J]. Clin Chest Med，2019，40（1）：193-207.

[19]Goorsenberg AWM，Hooghe JNS，Srikanthan K，et al.Bronchial Thermoplasty Induced Airway Smooth Muscle Reduction and Clinical Response in Severe Asthma. The TASMA Randomized Trial[J].Am J Respir Crit Care Med，2021，203（2）：175-184.

病例25 金属Y型覆膜支架在气管恶性肿瘤中的应用

一、病历摘要

（一）基本信息

患者男性，59岁。

主诉： 确诊气管差分化腺癌近42个月，入院复查及治疗。

现病史： 患者因咳嗽咳痰症状于2019年12月14日就诊肥东县城关医院，胸部CT示右上肺不张，气管内占位。后出现闷喘不适于2020年1月19日我科行全麻气管镜示：气管下段膜部外压隆起伴新生物浸润及左右主支气管口狭窄，予活检，1月21日气管镜病理示：差分化腺癌，完善检查肿瘤分期为cT4N2M1 PS 1分。于2020年2月8日予AP（培美曲塞1.0g d1＋顺铂30mg d1～d5）＋恩度治疗；2020年3月17日予原方案＋卡瑞丽珠单抗100mg qd抗肿瘤治疗，期间复查气管镜提示气管下段膜部外压隆起伴新生物浸润致气管下段及左右主管口狭窄，且仍有闷喘不适，遂于2020年3月23日在气管及左、右主置入Y型金属覆膜支架，术后患者一般状况尚可，患者出院后自行使用雾化治疗。2020年4月7日复查胸部CT提示肺部病灶稳定，2020年4月9日原方案治疗，2020年5月中旬因免疫性肺炎停用卡瑞利珠单抗，2020年5月15日、2020年6月13日及2020年7月11日继续行AP＋恩度治疗。2020年9月1日、2020年10月8日、2020年11月13日、2020年12月18日予培美曲塞1.0g d1＋卡瑞利珠单抗200ng d1治疗，期间复查胸部CT示病灶稳定。2021年1月出现免疫性肺炎予激素治疗好转。2021年2月22日复查胸部CT示病灶稳定，于2021年2月24日、2021年4月12日行培美曲塞单药化疗，2021年5月17日复查胸部CT示右上肺病灶较前稳定，右下肺阴影较前缩小，于2021年5月19日、2021年6月22日、2021年7月9日加用"培美曲塞1.0g d1联合卡瑞利珠单抗200mg d1"方案抗肿瘤。后因肺部感染停用卡瑞利珠单抗，并于2021年9月10日予"培美曲塞1.0g d1"单药治疗。2021年10月13日复查胸部CT示肺部病灶稳定，经与患者充分沟通后，于2021年10月16日、2021年11月21日予"培美曲塞1.0g d1＋贝伐珠单抗0.4g d1"方案抗肿瘤治疗。患者2021年11月底受凉后出现

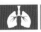

咳嗽、咳痰，伴发热，最高体温达38.6℃，且有闷喘不适入院。入院后予抗感染、化痰等对症处理，排除禁忌后于2021年12月7日行全麻支气管检查，支气管镜通过支架外壁观察气管管壁较多肉芽增殖，经与家属沟通并同意后，在软镜引导下插入硬质支气管镜，并用硬镜铲切支架及新生物、异物钳及硬镜钳分次取出支架。同时抗感染治疗后患者咳嗽、咳痰及闷喘症状较前明显好转，2021年12月19日复查胸部CT示肺部病灶较前吸收。2022年1月12日患者入院复查，病灶较前稍有进展，但患者因感染、发热未能行肿瘤治疗，予以对症处理后好转出院。2022年2月15日患者再次入院，入院后完善相关检查，复查胸部CT示肺部病灶较之前无明显变化，2022年2月21日加用卡瑞利珠单抗200mg d1免疫抗肿瘤，治疗后顺利出院。2022年3月患者再次入院，入院相关检查提示心肌酶谱及肌钙蛋白异常，予以心内科会诊后予以停用免疫治疗，辅以肌苷0.4g qd，辅酶Q10 10mg tid对症处理，后患者出院。2022年5月入院复查评估病情稳定，随后定期门诊随访、复查，病灶稳定。现为寻求进一步复查及治疗，再次就诊我科。门诊遂拟"气管恶性肿瘤"收住入科。病程中，患者神清，精神可。有咳嗽，咳白痰；活动后轻度胸闷、气喘，无胸痛、咯血等，无头痛、头晕，无心慌、心悸，无恶心、呕吐，无腹痛、腹泻，饮食睡眠可，大小便正常。近期体重无明显下降。

既往史： 无高血压、心脏病等病史，无手术及外伤史，无药物过敏史。

个人史： 吸烟平均30支/日，时间40年，戒烟时间3年。饮酒平均10两/日，时间40年，戒酒时间3年。

婚育史： 适龄结婚，子女体健。

家族史： 否认家族性遗传病、精神病或类似病史。父母健在。

（二）体格检查

KPS 90分。生命体征平稳，体形中等，口唇无发绀。右上肺呼吸音减低，余肺呼吸音粗，未闻及明显干湿啰音及哮鸣音。心界正常，心率80次/分，律齐，各瓣膜听诊区未闻及病理性杂音。腹部查体未见异常。双下肢无水肿。神经反射未见明显异常。

（三）辅助检查

1. 血生化、血常规、血免疫组合、凝血四项、血肿瘤指标等检查结果均正常。

2. 影像学检查 胸部CT（2020年2月2日）（病例25图1）：右肺上占位伴不张，气管狭窄。胸部CT（2020年4月7日）（病例25图2）：右肺上占位伴不张，气管狭窄放置支架后。胸部CT（2023年6月19日）（病例25图3）：右肺上占位伴不张，气管支架取出后病灶稳定。

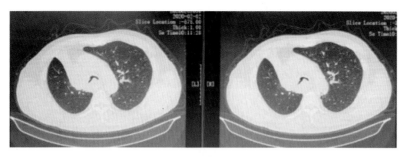

病例25图1　胸部CT（2020年2月2日）

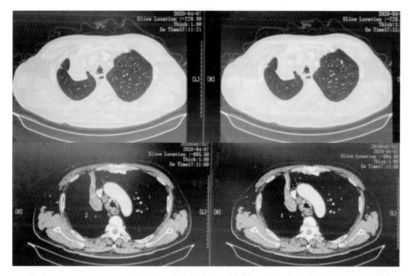

病例25图2　胸部CT（2020年4月7日放置气管Y型金属覆膜支架后）

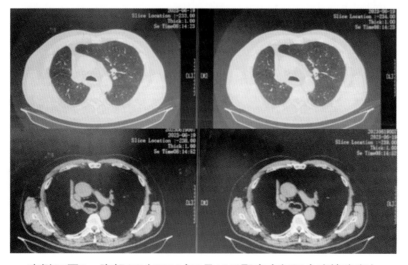

病例25图3　胸部CT（2023年6月19日取出支架至今病情稳定）

3．支气管镜检查（2020年1月19日我院）（病例25图4）　气管下段膜部外压隆起伴新生物浸润（触之易出血）致气管下段及左右主管口狭窄，内镜通过左主管口见远端上下叶各管腔内较多黏脓性分泌物予吸除，观察管腔通畅，未见新生物；右主见新生物生长，表面覆较多白色坏死物，致远端结构显示不清；气管下段病变处予行活检，术中局部渗血，予血凝酶1U及1:20000肾上腺素3ml行止血处理，并予微波在气管下段病变处行热凝固治疗，术程顺利，术后安返。

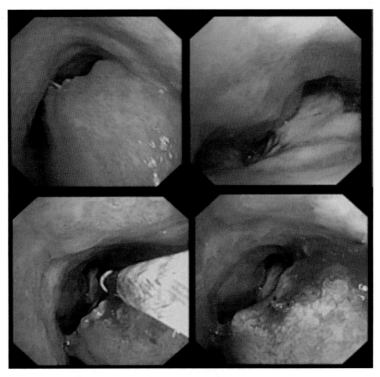

病例25图4　支气管镜检查（2020年1月19日我院）

支气管镜检查（2020年3月23日我院）（病例25图5）：气管下段膜部外压隆起伴新生物浸润（触之易出血）致气管下段及左右主管口狭窄，气管隆嵴破坏，气管镜通过左主管口见远端上下叶各管腔内较多黏脓性分泌物予吸除，观察管腔通畅，未见新生物；右主见新生物生长致管壁破坏远端管腔结构显示不清；经与患者及家属充分沟通并签字同意后，拟在气管及左、右主行Y型金属覆膜支架置入术，在气管镜引导下在左下管腔内成功置入引导导丝，支架外鞘沿引导导丝成功置入左主远端后，在气管及左、右主成功释放Y型金属覆膜支架（型号：CZTS –1–18–70W；CZTS–1–12–50–W），予以活检钳调整支架上下缘至合适位置，术中局部少许出血，予血凝酶1U行止血处理，观察无活动性出血后予以退镜。

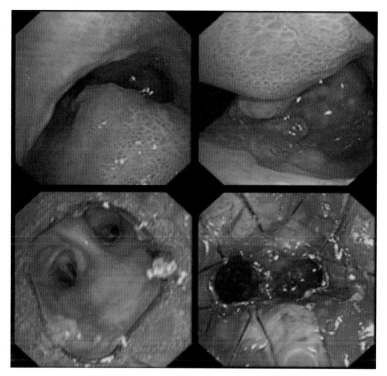

病例25图5　支气管镜检查（2020年3月23日我院）

支气管镜检查（2021年12月7日我院）（病例25图6）：气管镜经喉罩进镜顺利隆突锐利。气管内可见金属覆膜支架一枚，在位，支架上缘部分嵌入气管内壁，周围较多肉芽增殖，支架内壁较多脓性分泌物附着，吸除后见部分支架结构断裂及膜破裂。左、舌、下叶各支气管黏膜轻度充血水肿，管腔内少许淡绿色黏液性分泌物予以吸除，管腔通畅，左主支架下缘较多肉芽增殖。右主支气管支架下缘大量肉芽增殖致管腔狭窄，管腔内大量脓性分泌物溢出。支气管镜通过支架外壁进观察气管管壁较多肉芽增殖，经与家属沟通并同意后，在软镜引导下插入硬质支气管镜，并用硬镜铲切支架及新生物、异物钳及硬镜钳分次取出支架，支架完全取出后未见明显出血。操作过程顺利。

支气管镜检查（2023年7月11日我院）（病例25图7）：隆突增宽。气管中段管壁散在肉芽增殖。左上、舌、下叶各支气管黏膜轻度充血水肿，管腔内少许黏液性分泌物予以吸除，管腔通畅，未见新生物。右主延伸远端支气管管壁纤增狭窄，气管镜无法通过，右上管腔闭塞。在气管病灶处用活检钳反复钳夹清理后管腔稍通畅，并用库蓝K320型冷冻治疗仪行多点冻融治疗，后介入注入 Dxm 5mg。操作过程顺利。

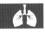

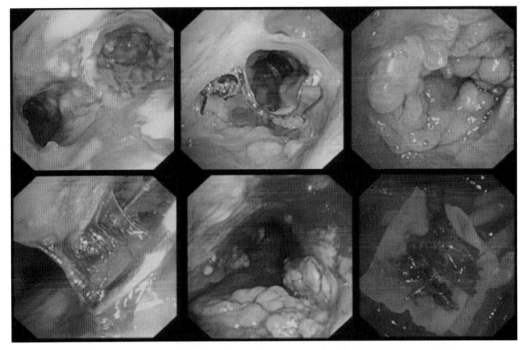

病例25图6　支气管镜检查（2021年12月7日我院）

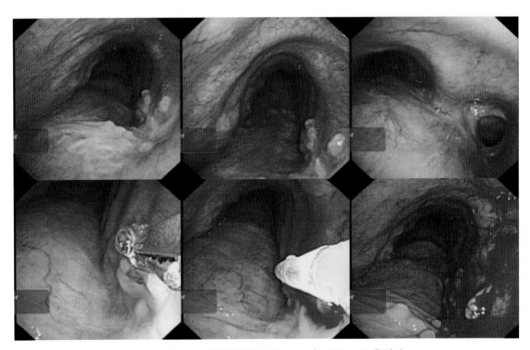

病例25图7　支气管镜检查（2023年7月11日我院）

（四）入院诊断

气管差分化腺癌。

（五）鉴别诊断

1. 腺样囊性癌　多发于女性。约2/3发生于气管下段，靠近隆突和左右主支气管的起始水平。肿瘤起源于腺管或腺体的黏液分泌细胞，可呈息肉样生长，但多沿气管软骨环间组织呈环周性浸润生长，阻塞管腔，亦可直接侵犯周围淋巴结。突入管腔内的肿瘤一般无完整的黏膜覆盖，但很少形成溃疡。隆突部的腺样囊性癌可向两侧主支气管内生长。

2. 气管乳头状瘤　本病多见于儿童，成人少见，在儿童常为多发性，成人则为孤立性，可恶性变。病因可能与病毒感染引起的炎症反应有关。气管体层相、CT对诊断有助，纤维支气管镜是明确诊断的可靠方法，在支气管镜下观察，乳头状瘤呈菜花样、淡红色、质脆易出血，基底部宽或有细蒂。活检时应做好准备，以免出血或瘤体脱落引起窒息。

3. 类癌　好发于主支气管及其远端支气管。临床症状与肿瘤发生的部位有关，发生在主支气管的类癌可引起反复肺部感染、咯血丝痰或咯血。纤维支气管镜检查能判断肿瘤的位置并可直接观察肿瘤外形，通过活检获得病理学诊断，但活检的阳性率仅50%左右，因为Kulchitsky细胞分布于支气管黏膜上皮的基底层，向腔内生长的肿瘤表面常被覆完整的黏膜上皮，所以在活检时不易取到肿瘤组织。

4. 气管纤维瘤　气管纤维瘤很少见。肿瘤表面被覆正常气管黏膜，支气管镜下肿瘤呈圆形、灰白色、表面光滑、基底宽、不活动、不易出血，常出现多次活检均为阴性的情况。

二、诊疗思路

1. 气管恶性肿瘤的诊断标准及镜下表现　气管恶性肿瘤患者早期可无明显症状，随着疾病的进展，可出现咳嗽、痰中带血或咯血、喘鸣、胸闷等表现。另外，肿瘤局部扩散也可引起胸痛、呼吸困难、吞咽困难、声音嘶哑等临床症状。当肿瘤发生远处转移时，还可表现为相应转移部位的临床表现。结合相关影像学检查、组织病理学检查可明确诊断。其中，组织病理学检查是气管恶性肿瘤诊断的金标准。

气管恶性肿瘤镜下表现一般可分为以下3种：①肿瘤突出黏膜表面，向管腔内生长，使管腔部分阻塞，肿瘤呈乳头状、肉芽状或菜花样；②肿瘤在气管黏膜下生长，向管壁浸润，使管壁黏膜肥厚呈沙粒状或纵行折皱，表面不平，气管环消失；③混合型，气管腔内除见明显肿物外，其周围黏膜亦有癌浸润。

2. 内镜治疗策略

（1）物理治疗：球囊扩张、硬镜铲切、气管支架置入等。对于恶性肿瘤导致气道出现较明显的狭窄时，可以考虑采用物理治疗。

（2）消融治疗：氩等离子凝固（APC）、高频电治疗、激光、微波、冷冻、光动力疗法等。

（3）局部放化疗：气道腔内后装放疗、经支气管镜局部注射化疗药物等。

要快速缓解气道内的梗阻症状，就要准确判断气道内病变的性质。根据病变部位，可分为管内型、管壁型、管外型和混合型。对管内型、管壁型主要采取以圈套、冻取和热消融治疗为主的治疗方法，可快速消除瘤负荷，改善症状。而对管外型可采取内支架置入、放射离子植入为主的治疗方法。

转移癌多为混合型，先消融治疗腔内肿瘤，若还有气道狭窄，可再置入内支架。ACC和腺癌也多为混合型，且病变段较长，可先用球囊导管扩张，再辅以内支架等治疗。SCLC、ACC和鳞癌多为管内型或有蒂的肿瘤，可先用电圈套器套扎组织或肿瘤，若切除的瘤体较大，在软镜下难以取出，且易脱落引起窒息，则在硬镜下结合钳取、冻取等，取出较为简单，不会引起窒息。对基底较宽或肿瘤表面血管丰富或已有出血的肿瘤，则先用APC止血，然后冻切或硬 质镜铲除，再随时结合APC止血。比单用软镜操作更为简单、快捷。

硬镜铲除是利用半弧形的硬镜前端直接将肿瘤铲下，再利用活检钳将肿瘤取出，这是软镜所不具备的功能。术中先用哪种方法，或需结合应用哪些方法，需根据病变部位和类型而定。一般应先打通气管，可在硬镜下利用大号活检钳咬取、高频电刀圈套器套取、CO_2冻取及APC烧灼等方式快速疏通气道。对同时侵犯双侧支气管的病变，应先打通阻塞程度轻的一侧，然后再处理阻塞程度重的一侧。治疗过程中应不断将气道下段的积血吸出，以免堵塞下段支气管口。一般对气道狭窄75%以上的恶性肿瘤以硬质镜治疗为佳，治疗后气管阻塞程度、气促指数和KPS评分均有明显改善。

3．治疗过程及疗效　截至2023年7月，共行全身化疗18次，期间复查气管镜提示气管下段膜部外压隆起伴新生物浸润致气管下段及左右主管口狭窄，于2020年3月23日在气管及左、右主置入型Y型金属覆膜支架。后复查支气管镜通过支架外壁观察气管管壁较多肉芽增殖，于2021年12月7日在软镜引导下插入硬质支气管镜，并用硬镜铲切支架及新生物，异物钳及硬镜钳分次取出支架，支架完全取出后未见明显出血。2022年1月12日患者入院复查，病灶较前稍有进展，但因感染、发热未能行肿瘤治疗，予以抗感染等对症处理后好转出院。2022年2月15日患者复查胸部CT示肺部病灶较之前无明显变化，遂加用卡瑞利珠单抗200mg d1免疫抗肿瘤。2022.03相关检查提示心肌酶谱及肌钙蛋白异常，予以心内科会诊后予以停用免疫治疗。随后定期门诊随访、复查至今，病灶稳定。

三、经验总结

1. 气管恶性肿瘤病理类型以鳞状细胞癌和腺样囊性癌为主，约占气管恶性肿瘤的60%~70%，而类癌、腺癌、神经内分泌癌等均较罕见。因气管内肿瘤发病率低，症状和体征也并不典型，初诊时误诊率相对较高，大多数气管内肿物确诊时即为局部晚期。一般当瘤体占气管内径的2/3~3/4时，便会造成严重的呼吸道梗阻，直接威胁患者生命。

2. 需根据患者的一般情况及管腔内表现选择合适的治疗方案。当患者气道出现严重狭窄时，可以考虑行支气管镜下气管支架置入术，同时结合全身化疗及镜下介入治疗。但支架置入为姑息性治疗，远期疗效不佳，术后肿瘤或肉芽组织过度生长会侵入支架内，易引起气管再狭窄。

3. 根据临床经验得出狭窄位置在环状软骨下缘以下置入支架效果更好，狭窄位置越高，越容易引起并发症。

（张　鹏）

参考文献

[1]许攀峰，周建英.电子支气管镜在原发性气管肿瘤诊断中的应用[J].浙江预防医学，2007（05）：77-78.

[2]陈爱平.10例原发气管肿瘤临床分析[D].广西医科大学学版，2007.

[3]芦洪波，关正宇，尤振宇.经气管镜介入治疗恶性肿瘤致气道狭窄的临床研究[J].中国医疗器械信息，2019，25（02）：40-41.

[4]DeMaio A，Sterman D.Bronchoscopic intratumoural therapies for non-small cell lung cancer[J].Eur Respir Rev，2020，29（156）：200028.

[5]李源，房卿，周庆元.经支气管镜下注射顺铂治疗肺癌疗效分析[J].中国社区医师，2015，31（03）：15、17.

[6]王洪武，张楠，李冬妹，等.恶性复杂中央气道病变的气管镜介入治疗[J].中国肺癌杂志，2016，19（12）：854-858.

[7]包祺.经电子支气管镜介入化疗晚期肺癌的临床及动物实验研究[J].中国现代药物应用，2011，5（15）：29-30.

[8]杨守方.W1108753经纤维支气管镜给药治疗中央型原发性支气管肺癌47例[J].中国

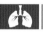

实用医药，2012，7（03）：71-72.

[9]林睿鹤，李光.气管恶性肿瘤的综合治疗模式[J].现代肿瘤医学，2019，27（16）：2980-2982.

[10]宋晓伟，张田，闫海燕.支气管镜下局部化疗对中央型肺癌患者的治疗效果及不良反应[J].癌症进展，2021，19（03）：256-259、301.

[11]Verma A，Goh SK，Tai DYH，et al.Outcome of advanced lung cancer with central airway obstruction versus without central airway obstruction[J].ERJ Open Res，2018，4（2）：00173-2017.

[12]Kim BG，Shin B，Chang B，et al.Prognostic factors for survival after bronchoscopic intervention in patients with airway obstruction due to primary pulmonary malignancy[J].BMC Pulm Med，2020，20（1）：54.

[13]Dalar L，Özdemir C，Abul Y，et al.Therapeutic bronchoscopic interventions for malignant airway obstruction：A retrospective study from experience on 547 patients[J].Medicine（Baltimore），2016，95（23）：e3886.

[14]董洪波，蒋慧，甘景帆.支气管镜局部化疗联合光动力治疗中央型肺癌患者的效果[J].中国医学创新，2021，18（29）：41-44.

[15]王正东，姚汉清，秦艳，等.热消融术治疗恶性肿瘤气管支架置入术后再狭窄1例[J].实用临床医药杂志，2014，18（24）：161.

[16]DeMaio A，Sterman D.Bronchoscopic intratumoural therapies for non-small cell lung cancer[J].Eur Respir Rev，2020，29（156）：200028.

[17]Aoki H，Uchimura K，Imabayashi T，et al.Nodular-type central squamous cell lung carcinoma cured by intraluminal bronchoscopic treatment：A case report[J].Thorac Cancer，2021，12（17）：2411-2414.

[18]董戈，王红花，王晓刚，等.气管支架治疗恶性肿瘤所致气道狭窄[J].当代医学，2012，18（34）：64-65.

病例26 气管切开术后良性气道狭窄球囊扩张及冷冻治疗

一、病历摘要

（一）基本信息

患者男性，53岁。

主诉：气管切开术后7个月余，胸闷1天。

现病史：患者2022年9月23日工作时感全身寒战，伴有咳嗽、咳痰，为黄痰，后出现明显呼吸困难，自诉体温39℃，9月24日就诊于外院，9月25日突发呼吸困难，出现呼吸衰竭。急查胸部CT示：双肺炎症，左肺为著；予以转入ICU气管插管，有创辅助通气，行床边气管镜，送检灌洗液NGS提示为鲍曼不动杆菌、金色葡萄球菌。9月27日患者要求转入安徽省某三甲医院继续治疗，予以亚胺培南＋万古霉素抗感染，气管插管，有创辅助通气，吸痰，鼻饲肠内营养，控制血糖，维持内环境稳定、机械辅助排痰等对症治疗，同时考虑患者出现脓毒症休克伴急性肾损伤，予以液体治疗及脏器功能保护，并予以床边气管镜吸痰。后患者一般情况较前改善，但住院期间多次试脱机未能通过自主呼吸试验，于10月4日气管切开，后动态评估后于10月7日顺利脱离机械通气，患者一般状况好转后转入普通病房。后于11月8日拔除金属气管套管，但患者数日内均出现胸闷不适，行胸部CT提示上段气管狭窄，今日下午无明显诱因下再次出现呼吸困难，活动后明显加重，伴有咳嗽，无明显咳痰，患者为求进一步诊治来我院。病程中，患者神清，精神一般，活动后胸闷气喘明显，偶有干咳不适，无心慌、心悸，无腹痛、腹胀，饮食睡眠可，大小便如常，近期体重变化不明显。

既往史：无高血压、心脏病等病史，无手术及外伤史，无药物过敏史。

个人史：无特殊。

婚育史：适龄结婚，子女体健。

家族史：否认家族性遗传病、精神病或类似病史。

（二）体格检查

KPS 60分，气促指数评分 2级，血压130/80mmHg。生命体征平稳，体形偏瘦，口唇无发绀。气管呼吸音粗，可闻及哮鸣音，两肺呼吸音粗，未闻及明显干湿啰音及哮鸣音。心界正常，心率110次/分，律齐，各瓣膜听诊区未闻及病理性杂音。腹部查体未见异常。双下肢无水肿。神经反射未见明显异常。

（三）辅助检查

1. 实验室检查　血气分析示：PH 7.48，CO_2分压36.6mmHg，O_2分压61.7mmHg，血氧饱和度93%，氧分压与吸氧浓度比值166.8。血常规示：白细胞11.06×10^9/L，中性粒细胞绝对值9.5×10^9/L，中性粒细胞百分比86%；C-反应蛋白138.44mg/L；降钙素原0.15pg/ml；其余血生化、血免疫组合、凝血四项、血肿瘤指标、脑钠肽、肌钙蛋白等检查结果均正常。

2. 心电图检查　窦性心动过速。

3. 双下肢深静脉彩超　双下肢动脉内中膜偏厚伴斑块形成，双侧小腿肌间静脉血栓形成。

4. 影像学检查（病例26图1）　2022年11月10日胸部CT：①气管插管拔除，气管局部狭窄；②左肺少许感染；左侧胸膜增厚；③右下肺结节。

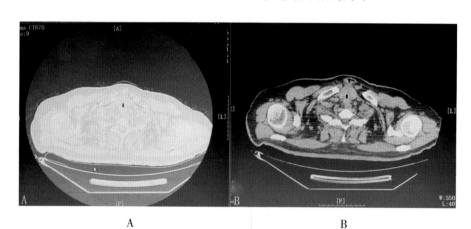

A   B

病例26图1　胸部CT

注：A.肺窗可见气管局部狭窄；B.纵隔窗可见颈部皮肤局部缺损，气管周围软组织增厚。

5. 支气管镜检查（病例26图2）　镜下见气管上段高度纤增狭窄，局部呈膜样环形增厚。

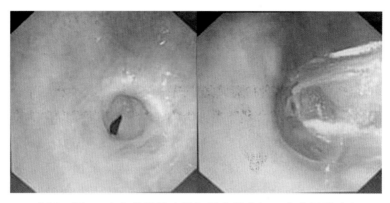

病例26图2　支气管镜检查见气管上段声门下高度纤增狭窄

（四）入院诊断

1. 气管狭窄（气管切开拔管术后）

2. 肺部感染

3. 下肢静脉血栓形成

（五）鉴别诊断

患者良性气道狭窄诊断明确，针对患者导致气道狭窄的病因，可分为不同类型，需进一步鉴别。

1. 气道创伤性瘢痕狭窄（cicatricial stenosis causes by trauma in trachea）　指气道壁受到创伤性损害后致管腔内瘢痕增生使气道变窄，创伤性气道瘢痕狭窄常见的原因为气管插管或气管切开术、气管外伤、烧伤、化学或物理损伤、气管手术或支气管袖状切除术、腔内热消融治疗或光动力治疗（PDT）后。

2. 气道良性肉芽肿性病变　该病变是各级气道在受到炎症、外伤、异物等刺激后气管黏膜异常增生，导致气道的阻塞而引起一系列临床症状。由于气道受阻常导致阻塞性肺炎或肺不张。患者临床上多表现为咳嗽、咳痰，痰量较多，可为白色或黄色，感染较重时可出现发热、胸痛，也可有咯血。气道受阻严重时出现呼吸困难等，严重者可危及生命。

3. 气管—支气管结核所致的气道狭窄　气管-支气管结核是肺结核的特殊类型，可在短期内侵袭气道，导致支气管软骨破坏、气管塌陷以及结核肉芽肿、瘢痕组织形成，使气管狭窄或完全闭塞，以致反复出现肺部感染甚至肺不张和肺毁损，导致肺功能丧失。

二、诊疗思路

1. 气道狭窄的发病机制及镜下表现 气道创伤性瘢痕性狭窄是慢性气道阻塞的一种常见病，其病理学特点和形成机制与皮肤增生性瘢痕极其相似，本质上是增生性瘢痕；增生性瘢痕是一种纤维增生性疾病，是机体组织受到创伤后的一种异常修复结果，它以胶原为主的细胞外基质过度表达和排列紊乱为特征，往往引起组织的功能障碍或外观畸形。增生性瘢痕延长了的伤口愈合过程，一般出现在创伤后4周内，经过数月到数年的瘢痕增生期后，开始萎缩，瘢痕变平、变软，最终稳定，一部分甚至消退。

创伤性气道瘢痕狭窄常见的原因为气管插管或气管切开术、气管外伤、烧伤、化学或物理损伤、气管手术或支气管袖状切除术、腔内热消融治疗或光动力治疗（PDT）后。国外报道，气管瘢痕狭窄的常见病因依次为肺移植、支气管袖状切除、长期气管插管或气管切开术后等，而我国气管插管引起的创伤性瘢痕狭窄居首位。文献报道，高压力气囊或过大的低压气囊对气管黏膜直接压力破坏是导致插管或气管切开后发生气管狭窄重要影响因素。当气囊压力在30mmHg时，相应部分气管黏膜血流减少，压力在50mmHg时血流完全中断，尤其在低血压时对患者的危害更大。现在多采用组织相容好的低压高容量气囊套管，大大降低了气管狭窄的发生率。即使如此，对于长期机械通气的气管切开患者，由于套管随着吞咽和机械通气正压作用而产生移动，或者由于原来所选择的套管长时间应用后致气道漏气，需要更换另一个同型号或更大型号的套管以维持良好的气道压力，这些都将使气管黏膜受到更多的机械创伤。创伤的气管黏膜产生炎症反应，影响黏液纤毛层形成，长时间炎症导致黏膜水肿、坏死甚至软骨坏死，纤毛细胞凋落，黏膜上皮化生，上皮成分改变易导致肉芽组织增生，形成气管狭窄。创伤后的气道黏膜受到细菌炎症刺激，局部水肿，肉芽增生致气道内径变窄，出现气道狭窄的风险增加。

气道狭窄常见的症状为进行性的呼吸困难、呼吸喘鸣音、咳嗽伴黏稠痰不易咳出等症状，严重者可出现明显的全身症状，如烦躁不安、呼吸与心搏加快、口唇发绀、昏迷等，主要系心、肺、脑等重要脏器缺氧所致。创伤性瘢痕狭窄多发生在气管插管1周以上的患者中，狭窄部位多为气囊所在区域或气管切开水平，呼吸困难症状多出现于拔管后1个月以内。气道瘢痕狭窄的诊断常依靠胸部CT、气道三维重建、气管镜等检查明确（病例26图3），可于直视下明确狭窄部位及程度。

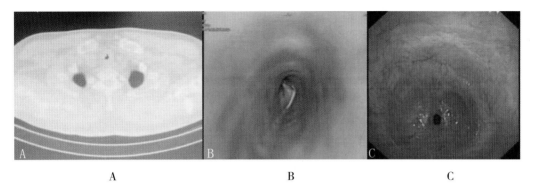

A   B   C

病例26图3 胸部CT、气道三维重建、气管镜检查

注：A. 胸部CT 见气管上段狭窄；B. 气道三维重建见气管上段狭窄；C. 气管镜下见声门下气管上段狭窄。

2. 内镜下治疗策略

（1）物理治疗：球囊扩张术。若狭窄严重，为避免局部撕裂明显，可在狭窄明显、局部张力过大的部位行局部切开，切开后再行局部球囊扩张。

（2）冷冻治疗：在局部扩张后行冷冻治疗，利用低温使细胞内的水分结晶成冰，细胞停止分裂并溶解，血流停止、微血栓形成。缺血性损伤使冷冻治疗后的几天中细胞缺血坏死，冷冻技术的延迟效应可抑制肉芽增殖、延长扩张后气道的愈合及再次狭窄的时间。

创伤性气道狭窄的单一治疗方法很难达到满意效果，常需要多种方法联合，常见的联合治疗方法有：①球囊导管扩张联合二氧化碳冷冻：通常采用球囊扩张治疗，扩张气道、改善通气后进行狭窄环处二氧化碳冷冻冻融治疗，抑制肉芽及瘢痕组织增生；②球囊导管扩张联合电针及二氧化碳冷冻：对于严重痕狭窄，在球囊扩张前可先行电针呈放射状切割瘢痕组织，以防球囊扩张术中气管黏膜严重撕裂；③球囊导管扩张联合二氧化碳冷冻、气道内支架置入：对于并且反复的痕狭窄或难治性瘢痕狭窄，可联合内支架治疗，内支架可持续扩张气道。

3. 治疗过程及疗效　我们在支气管镜下对患者气管上段行球囊扩张术（病例26图4），操作时使用内径为16mm、长度为55mm的气道球囊导管，在直视下将球囊导管伸出支气管镜送至狭窄段，将连接高压枪泵与导管连接，选择水作为填充器打入球囊中。根据所选择的球囊导管的特性，操作时由较小压力开始渐增压力使压力达到3～5大气压（1大气压＝10133kPa）。每次球囊可保持膨胀状态1～3分钟，根据扩张后狭窄部位的直径，可反复充填球囊，一次操作可反复充填3～4次。通常第一次球囊保持膨胀状态的时间应在1分钟以内，随着扩张进行持续时间可逐渐延长。

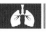

扩张后局部可见局部黏膜撕裂，并可见一活瓣样肉芽增殖，予以活检清理。

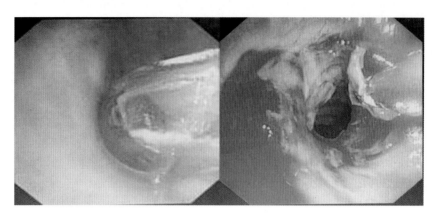

病例26图4　支气管镜下行球囊扩张治疗

注：支气管镜下对气管上段狭窄行球囊扩张治疗；扩张后局部黏膜撕裂，伴有活瓣样肉芽予以清理。

后续序贯使用库蓝320冷冻治疗仪针对局部撕裂及肉芽增殖处行多点冻融治疗（病例26图5）。冻融治疗是将冷冻探头的金属头部放在组织表面或推进到组织内，使其能在周围产生最大体积的冰球，持续冷冻1～3分钟，复温后再进行冷冻—复温周期循环，移动探头位置至想要治疗的部位重复操作。治疗后患者管腔较前明显增大（病例26图6）。

对于该患者，后续应持续定期行支气管镜下介入治疗，进一步巩固治疗疗效。此类患者，闷喘症状短期内明显加重时，立即行气管镜下介入治疗可迅速取得较好疗效，但大多数患者需进行数次甚至数十次镜下治疗。若在病变未稳定前，长期未行镜下巩固治疗，则疾病过程易反复。

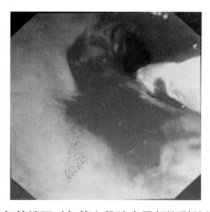

病例26图5　支气管镜下对气管上段狭窄局部撕裂处行多点冻融治疗

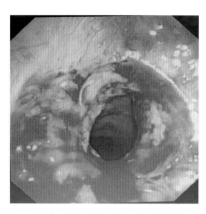

病例26图6　治疗后患者气管上段狭窄较前明显好转

三、经验总结

1. 良性气道狭窄的病因众多，国外以气道创伤型瘢痕狭窄最多见，我国以支气管结核导致狭窄多见。

2. 气道创伤型瘢痕狭窄多数均表现为进行性加重的呼吸困难，且常规平喘治疗效果不佳，胸部CT、气道三维重建及气管镜检查可迅速明确诊断。

3. 目前仍认为气管镜下介入治疗（包括球囊扩张、电切割及冷冻治疗等）可取得明显疗效，且联合治疗疗效可能更优。但对于大多数患者来说，均需行多次反复治疗，才能使气管狭窄处病灶趋于稳定。

（胡淑慧　查显奎）

参考文献

[1]王洪武.电子支气管镜的临床应用[M].北京：中国医药科技出版社，2009：168-241.

[2]阮炎艳，陈文弦，李贵泽，等.医源性喉气管狭窄的临床研究[J].创伤外科杂志，2004，6（3）：184-186.

[3]Cohen MD.Balloon dilation of tracheal and bronchial stenosis[J].AJR，1984，142：477.

[4]李强，白冲，董宇超，等.高压球囊气道成形治疗良性近端气道狭窄.中华结核和呼吸杂志，2002，25（8）：481-484.

[5]Shitrit D，Kuchuk M，Zismanov V，et al.Bronchoscopic balloon dilatation of

tracheobronchial stenosis：long-term follow-up[J].Eur J Cardiothorac Surg，2010，38：198-202.

[6]吴旋，苏振忠，蒋爱云，等.成人气管切开机械通气并发气管狭窄的相关因素分析[D].中山大学学报（医学科学版），2005，26：714-717.

[7]李冬妹，王洪武.中央气管良性狭窄的狭窄类型分析及气管镜介入治疗[J].国际呼吸杂志，2013，33（22）：41700-1703.

[8]Fernando HC，Sherwood JT，Krimsky W.Endoscopic therapies and stents for benign airway disorders：Where arewe，and where are we heading？[J].Ann Thorac Surg，2010，89：2183-2187.

[9]Perotin JM，Jeanfaivre T，Thibout Y，et al.Endoscopic management of idiopathic tracheal stenosis[J].Ann ThoracSurg，2011，92（3）：297-301.

[10]李强，姚小鹏，白冲，等.高压球囊扩张气道成形术在良性气道狭窄治疗中的应用[D].第二军医大学报，2004，25（7）：701-704.

[11]杜玉清，周为中，陈成水，等.球扩张治疗结核性气道狭的疗效评价[J].中国防杂志，2007，29（1）22-24.

[12]Ferretti C，Jouvan FB，Thony F，et al.Benign non inflammatory bronchial stenosis：treatment with balloondilation[J].Radiology，1995，196（3）：831-834.

[13]BeamrsJF，Mathur PN.Interventional Pulmonology.刑国宏译[M].南京：江苏科学技术出版社，2003.

[14]李强.呼吸内镜学[M].上海：上海科学技术出版社，2003：342-346.

病例27 右中间段支气管新生物圈套活检引发的思考

一、病历摘要

（一）基本信息

患者女性，78岁。

主诉： 反复干咳半年余，痰血1周入院。

现病史： 患者半年余前无明显诱因下出现刺激性干咳，自服消炎药及止咳药物后无明显好转，患者未重视。至1周前，患者出现痰血，色鲜红，量少，自服云南白药后痰血症状好转，但后因一过性发热于2022年7月5日就诊于当地医院，查胸部CT提示右肺门占位伴阻塞性肺不张，建议进一步检查明确诊断。后患者为求进一步诊治如我科，病程中，患者神清，精神尚可，无明显胸闷胸痛，无夜间盗汗，无腹痛腹泻，饮食睡眠尚可，大小便基本正常，近期体重未见明显减轻。

既往史： 无高血压、心脏病等其他疾病史，无手术及外伤史，无药物过敏史。

个人史： 无特殊。

婚育史： 适龄结婚，子女体健。

家族史： 否认家族性遗传病、精神病或类似病史。

（二）体格检查

KPS 90分，气促指数评分 0级，血压137/66mmHg。生命体征平稳，体形偏瘦，口唇无发绀。右肺呼吸音减低，余肺呼吸音粗，未闻及明显干湿啰音及哮鸣音。心界正常，心率72次/分，律齐，各瓣膜听诊区未闻及病理性杂音。腹部查体未见异常。双下肢无水肿。神经反射未见明显异常。

（三）辅助检查

1. 实验室检查 血C-反应蛋白13.37mg/L，血沉32mm/h，N-端脑钠肽前体244pg/ml，血白蛋白28.6g/L。其余血生化、血常规、血免疫组合、凝血六项、血肿瘤指标等检查结果均正常。

2. 心电图检查 窦性心律，大致正常心电图。

3. 影像学检查（病例27图1）　2022年7月12日胸部CT：①右肺中间段支气管管腔内占位伴右肺中叶阻塞性肺不张，右肺下叶阻塞性肺炎；②右肺上叶类结节，恶性可能；③两肺多发磨玻璃结节。

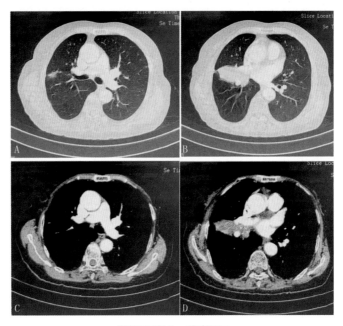

病例27图1　胸部CT

注：A.肺窗可见右肺上叶类结节状混杂磨玻璃影，边缘毛糙可见毛刺，邻近胸膜牵拉粘连；B.肺窗可见右中间段支气见不规则软组织阻塞，右肺中叶呈片状实变影；C.纵隔窗可见右肺上叶局部钙化，内见走行僵硬的支气管影；D.纵隔窗可见右肺中间段实变影，内见点状钙化影。

4. 支气管镜检查（病例27图2）　镜下见右中间段见不规则新生物阻塞管腔，在此予以电圈套器圈套切割1.5cm×1.0cm组织送检病理，后见右下叶管腔大量陈旧性血凝块予以吸除后管腔通畅，右肺中叶管腔见新生物完全阻塞。

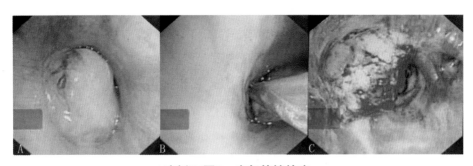

病例27图2　支气管镜检查

注：A.右中间段见类圆形新生物完全阻塞管腔；B.右中间段管腔类圆形新生物圈套活检治疗中；C.圈套后见右中叶新生物仍完全阻塞，下叶基底段及背段支气管通畅。

5．病理结果（病例27图3） 镜下为肺腺癌（见部分实性成分）。

病例27图3 HE染色后纤维间质中见异型细胞，呈腺管样排列

（四）入院诊断

根据病史及外院带入相关检查结果，入院时临床诊断为：①右肺门占位；②阻塞性肺炎。

完善相关检查后修正诊断：①肺腺癌；②阻塞性肺炎。

（五）鉴别诊断

1．肺结核 肺结核好发于儿童、青壮年，可能有午后低热、盗汗等较特异的症状，病灶多见于结核好发部位，如上叶尖后段和下叶背段；影像学常有渗出、钙化、纤维条索共同存在的征象；结核菌素试验多数阳性，痰检及抗酸杆菌、分子生物学阳性或病理学阳性可明显诊断。抗结核治疗有效。

2．肺炎 肺部炎症长期蔓延形成团块状炎性假瘤，容易与肺癌混淆。肺炎有急性起病史、寒战、高热等症状，病理学检查无癌细胞。在同一部位反复发生肺炎，应高度怀疑为肿瘤堵塞所致，此时可对病变部位取活检进行病理学鉴别诊断。

3．肺脓肿 组织化脓可形成空洞，容易与癌性空洞混淆。原发性肺脓肿起病急，中毒症状严重，多有寒战、高热、咳嗽、咳大量脓臭痰等症状。肺部X线表现为均一的大片状炎症阴影，空洞内常见较深液平。血常规检查可发现白细胞和中性粒细胞增多。

4．肺癌 肿瘤阻塞支气管引起支气管远端的肺部阻塞性炎症，呈肺叶段分布。癌坏死液化后可形成癌性空洞。发病较慢，常无或仅有低度毒性症状。胸部X线片示空洞常是偏心，壁较厚且内凸不平，一般无液平，空洞周围无炎症反应。由于癌肿经常发生转移，故常见有肺门和纵隔淋巴结肿大。通过X线体层摄片、胸部CT扫描脱落细胞检查以及纤维支气管镜检查可确诊。

5. 肺部良性肿瘤 如错构瘤、纤维瘤、硬化性肺泡细胞瘤等，临床上多无症状，X线片常呈圆形肿块，边缘整齐，没有毛刺和分叶。病理学检查是明确病因的关键。

6. 纵隔恶性淋巴瘤 临床上常有发热、咳嗽等症状，影像学显示结节有分叶，类似于肺癌的纵隔转移性结节，但支气管刺激症状如剧烈咳嗽、呛咳不明显，痰液内无癌细胞，与肺癌有着本质上的差别。

二、诊疗思路

1. 肺癌的诊断标准及镜下表现 患者病史、症状、体征、影像学检查、气管镜下表现及病理学检查可明确诊断，其中组织病理学检查结果为金标准。对于肺癌的诊断，应在肺癌高发人群中普查，通过胸部X线片和痰脱落细胞检查，如有结果出现异常，应仔细分析。X线片检查时，中央型肺癌表现为靠近肺门的类圆形或不规则团块，可有毛刺或分叶；肿瘤转移至肺门或纵隔淋巴结，可出现肺门增大、气管分叉角度异常，伴肺不张或阻塞性肺炎时，形成反"S"征（病例27图4A），为肺癌的典型征象。不完全阻塞时可出现局限性肺气肿，完全阻塞时可出现肺不张（病例27图4B）。体层摄片可见支气管管壁增厚、狭窄、中断或腔内肿物。若存在异常或无法判断的情况，则需进行胸部CT检查，CT可以发现普通X线检查难以发现的病变，如心脏后、脊柱旁沟、肺尖、肺底近隔面的病变；可更好地观察肺内结节影的密度、是否钙化、有无空洞、边缘和毛刺等特征。同时，对于肺门部肿块应进行增强CT检查有助于区别肿块与血管的影像。若考虑为周围型肺癌，则优先选择CT引导下肺穿刺活检术明确诊断；若考虑为中央型肺癌，则优先选择支气管镜下病灶活检；若伴有纵隔淋巴结肿大，可在气管镜下行肿大淋巴结的EBUS-TBNA。

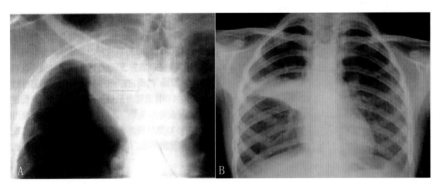

病例27图4　X线片检查

注：A. 见右上肺反 S 征，右上肺大片状密度增高影；B. 见右中叶不张，局部可见三角形密度增高影。

常规中央型肺癌在气管镜下的表现常分为直接征象及间接征象两类。直接征象即在气管镜下直接窥见肿瘤，可根据其生长特性，大致分为：①增生性改变：结节状、菜花状（桑葚样）息肉状、乳头状等改变，有时癌肿表面覆盖乳白色坏死组织；肿瘤常突向管腔，造成不同程度的阻塞（病例27图5A）；②浸润性改变：肿瘤在支气管黏膜层或黏膜下层呈浸润状生长，黏膜表面粗糙不平、局部增厚、隆起，触之易出血、管腔呈不同程度不同形态的狭窄或阻塞（病例27图5B）。间接征象则表现为在支气管镜下未直接窥见明确的肿瘤体，而癌组织穿透支气管壁，向肺内生长；支气管管腔内仅表现为黏膜充血、水肿、糜烂、溃疡、增厚、僵硬、嵴增宽及管腔受压狭窄等非特异性改变（病例27图5C）。中央型肺癌一般均可在直视下取活检或刷检，多数患者都能获得满意的标本，活检和刷片结合应用，可使肺癌的诊断阳性率显著提高。

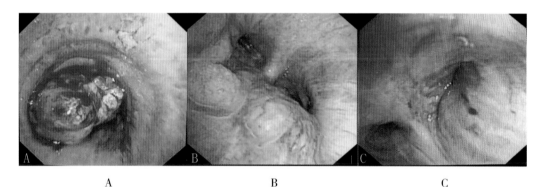

病例27图5 常规中央型肺癌在气管镜下的表现

注：A.左主支气管内见菜花样新生物完全阻塞管腔，表面少量坏死物附着；B.右中间段支气管黏膜浸润，局部粗糙不平，远端中叶支气管阻塞；C.右下背段支气管管口明显外压闭塞。

2. 该患者的诊疗策略 该患者入院后查胸部CT提示右肺中间段支气管管腔内占位伴右肺中叶阻塞性肺不张，为明确支气管阻塞病因，行气管镜检查，镜下见右中间段管腔类圆形新生物完全阻塞。对于此类机械性阻塞管腔的新生物，可考虑直接行瘤体切除，以减轻支气管管腔的阻塞及机体肿瘤负荷。可选用的方法有高频电圈套、激光消融、瘤体冻取等，该患者瘤体表面黏膜光滑，有包膜形成，且带蒂可能性大，故选用高频电圈套切割，切除部分瘤体后见右中间段支气管通畅，下叶基底段及背段支气管显露，但中叶支气管仍完全阻塞。考虑患者肿瘤原发部位为右肺中叶，后在右肺中叶肿瘤基底部行局部电凝治疗。

待病理明确为肺腺癌后，建议患者完善全身评估明确肿瘤分期，分期较早则可行局部手术治疗。若分期偏晚，则建议患者完善肺癌基因检测检查，目前分子检测技术日趋成熟，越来越多的罕见突变被发现，也越来越多的靶向药物应运而生。对于初诊的晚期腺癌患者，肺癌的基因检测检查是必须的。若存在有针对性药物的靶点，则进行肺癌靶向治疗；若没有，则进行化疗和（或）免疫治疗行抗肿瘤对症处理；在抗肿瘤过程中，定期复查气管镜，明确患者镜下瘤体阻塞情况以便及时处理与治疗。若存在远处转移灶，可根据转移灶的位置、性质及造成的症状全面评估后再决定是否需行手术、放疗、伽马刀等局部干预。

三、经验总结

1．胸片及胸部CT检查对于胸部肿瘤疾病的筛查至关重要。

2．支气管镜检查对于中央型肺癌的诊断及治疗有重要意义，如本例中的高频电圈套技术，在圈套活检中不仅能获得优质的病理标本，同时起到降低肿瘤负荷、提高管腔通气功能的效果，可谓一举两得。

3．对于肺腺癌的治疗早期仍推荐行手术治疗，若疾病分期稍晚失去手术机会，则推荐全身抗肿瘤治疗（包括靶向、化疗、免疫治疗等），可联合气管镜下介入、放疗等局部治疗。针对不同的患者，所选择的治疗方案均不相同，个体化抗肿瘤治疗方案的制订已成为肿瘤患者全程管理的优选，必要时需胸外科、放疗科、呼吸科、介入科等多学科MDT共同讨论后制订。

（胡淑慧）

参考文献

[1]王洪武，金发光，柯明耀.支气管镜介入治疗[M].北京：人民卫生出版社，2012.

[2]姚汉清，王正东，朱湘平，等.经支气管镜氩气刀联合高频电刀治疗中央型晚期肺癌68例临床分析[J].江苏医药，2016，42（22）：2447-2450.

[3]Loewen C，Natarajan N，Tan DF，et al.Autofluorescence bronchoscopy for lungcancer surveillance based on riskassessment[J].Thorax，2007，62：335-340.

[4]黄宝泉，郑悦.张庆，等.64排螺旋CT评价中央型肺癌气管、支气管及肺门血管侵犯的应用研究[J].国际医药卫生导报，2010，16（16）：1981-1984.

[5]张杰.介入性呼吸内镜技术[M].北京：人民卫生出版社，2012.

[6]彭春燕，彭清臻，厉银平，等.支气管镜下高频电刀术联合化疗治疗老年非小细胞肺癌的疗效观察[J].内科急危重症杂志，2015，21（3）189-191.

[7]Schumann C，Hetzel J，Babiak AJ，et al.Cryoprobe biopsy increases the diagnosticyield in endobronchial tumor lesions[J].J Thorac Cardiovasc Surg，2010，140（2）.417-421.

[8]黄江，邹俊，都刚，等.经支气管镜高频电切和冷冻治疗晚期中央型肺癌所致气道严重阻塞（附31例报告）[J].肿瘤预防与治疗，2011，24（3）：178-181.

[9]Vergnon JM，Huber RM，Moghissi K.Place of cryotherapy，brachytherapy and photodynamic therapy intherapeutic bronchoscopy of lung cancers[J].Eur Respir J，2006，28：200-218.

[10]林连城，柯明耀，曾俊莉，等，支气管镜下高频电刀与APC治疗恶性气道狭窄122例疗效分析[J].临床肺科杂志，2016，21（2）：375-377.

[11]李强.呼吸内镜学[M].上海：上海科学技术出版社，2003.

病例28 冷热序贯治疗溃疡坏死型支气管结核

一、病历摘要

（一）基本信息

患者女性，77岁。

主诉： 咳痰2个月余。

现病史： 患者2个月前无明显诱因下出现咳嗽咳痰，为白痰，无发热、胸闷气喘、胸痛不适，于社区医院输液治疗9天（具体用药不详）后咳嗽咳痰无明显好转。1周前患者就诊于安医大二附院，完善胸部CT提示"右肺下叶局部支气管狭窄闭塞，右肺中下叶感染性病灶伴实变影，考虑肿瘤性病变不能排除"，完善气管镜示右主支气管开口及右中间干支气管、右下叶及中叶管腔肿胀、黏膜弥漫性坏死物附着，送检支气管刷片提示抗酸染色阳性，送检病理结果未回报，现患者为求进一步诊治就诊我院，门诊收入我科。病程中，患者精神状态可，体力情况可，饮食睡眠可，二便正常，体重近期无明显改变。

既往史： 无高血压、心脏病等其他疾病史，无手术及外伤史，无药物过敏史。

个人史： 无特殊。

婚育史： 适龄结婚，子女体健。

家族史： 否认家族性遗传病、精神病或类似病史。

（二）体格检查

KPS 80分，气促指数评分0级，血压108/79mmHg。生命体征平稳，体形偏瘦，口唇无发绀。右下肺呼吸音减低，余肺呼吸音粗，未闻及明显干湿啰音及哮鸣音。心界正常，心率86次/分，律齐，各瓣膜听诊区未闻及病理性杂音。腹部查体未见异常。双下肢无水肿。神经反射未见明显异常。

（三）辅助检查

1. 实验室检查　PPD实验 强阳性，硬结直径21mm；痰涂片找结核抗酸杆菌3+。血沉60mm/h。血结核抗体：阳性。其余血生化、血常规、血免疫组合、凝血四项、血肿瘤指标等检查结果均正常。

2. 心电图示　部分导联T波低平。心脏彩超示：左室舒张功能减退，主动脉瓣反流（轻-中度）；二尖瓣反流（少量）；肺动脉高压（轻度）伴三尖瓣反流（少量）。甲状腺彩超示：甲状腺右侧叶实性结节，甲状腺左叶低密度灶伴钙化。

3. 影像学检查（病例28图1）　2022年11月25日胸部增强CT：①右肺中间支气管、右肺中下叶支气管管壁增厚并周缘软组织密度影，局部管腔狭窄，右肺中叶支气管局部闭塞，右肺下叶实变影，考虑肿瘤性病变不能除外，建议支气管检查；②左心房上缘肿大淋巴结，左肺门中等大小淋巴结，随访；③左心房增大，主动脉粥样硬化。

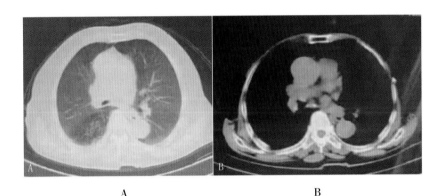

A　　　　　　　　　　　　　　　B

病例28图1　影像检查

注：A.肺窗可见右肺门肿大，右中间段管腔狭窄；B.纵隔窗可见气管壁增厚、钙化，远端管腔结构欠清。

4. 支气管镜检查　（外院2022年11月29日）气管右侧壁弥漫性坏死物附着，隆突表面可见坏死物附着，右主支气管开口及右中间干支气管、右下叶及中叶管腔肿胀、黏膜弥漫性坏死物附着，远端管腔不可通过。（我院2022年12月13日）右中间段开口延伸远端较多白色干酪样坏死物附着伴局部机化，在此行多点活检清理（病例28图2）。

5. 病理结果　镜下见大片凝固坏死及少量破碎的支气管黏膜，部分上皮黏膜鳞化，局灶轻度不典型增生，抗酸染色+，六胺银染色（-）。结核杆菌核酸PCR检测（+），分枝杆菌菌种鉴定（结核分枝杆菌复合群+），诊断为结核性病变（病例28图3）。

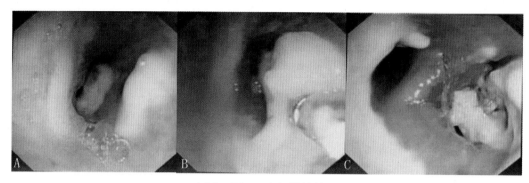

病例28图2　支气管镜检查

注：A 支气管镜下见右中间段管口坏死样物附着，至管腔局部狭窄；B 支气管镜下活检清理局部坏死组织；C 气管镜通过狭窄段后见中间段远端管腔。

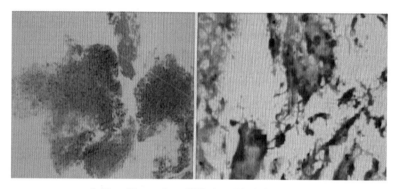

病例28图3　病理学检查见抗酸染色阳性

（四）入院诊断

1. 支气管结核（溃疡坏死型）

2. 肺结核，涂（+），初治

（五）鉴别诊断

结合患者、症状、体征及辅助检查，考虑诊断明确，无需鉴别。

二、诊疗思路

1. 支气管结核的诊断标准及镜下表现　支气管结核是肺结核的特殊类型，可在短期内侵蚀气道，导致支气管软骨破坏、气管塌陷以及结核肉芽肿、瘢痕组织形成，使气管狭窄或完全闭塞，以致反复出现肺部感染甚至肺不张和肺毁损，导致肺功能丧失，是我国肺结核致残和死亡率增加的重要原因。支气管结核根据支气管镜下表现，可分为以下6种类型：炎症浸润型、溃疡坏死型、肉芽增殖型、瘢痕狭窄型、管壁软化型、淋巴结瘘型（病例28图4）。

　　支气管结核均为继发性，多数继发于肺结核，少数继发于支气管淋巴结结核，经淋巴和血行播散引起支气管结核者极少见。结核菌接触感染为支气管结核最常见的感染途径。结核患者含有大量结核菌的痰液，或空洞病灶内的含结核菌的干酪样物质，通过气管、支气管时，直接侵及支气管黏膜，或经黏液腺管口侵及支气管壁。邻近结核病灶累及支气管时也可产生，肺实质结核病进展播散时累及支气管、肺门及纵隔淋巴结发生结核性干酪坏死时，可浸润穿破邻近支气管壁，形成支气管结核或支气管淋巴结瘘，个别脊柱结核患者的椎旁脓肿可波及气管、支气管，形成脓肿支气管瘘。结核菌沿支气管周围的淋巴管、血管侵及支气管，病变首先发生在黏膜下层，然后累及黏膜层，但这种淋巴血行感染的发生机会较少。

　　支气管结核患者的临床症状多样，视病变范围、程度及部位有所不同，缺乏特异性。常表现为咳嗽、咳痰、发热咯血、呼吸困难及胸痛，还有部分患者无临床症状。大多数支气管结核患者的影像学检查均有肺结核表现，且多为活动性结核病灶。若行胸部CT检查，多数支气管结核患者可显示支气管管壁增厚、管腔狭窄或阻塞等症状，且可明确病灶数量及范围、淋巴结肿大情况及肺内并发症等。

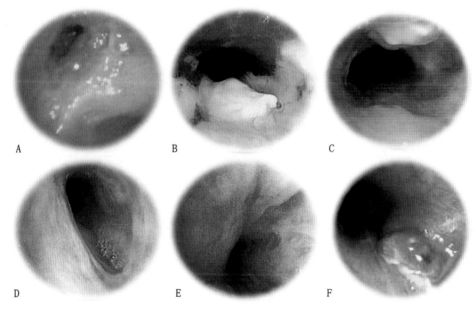

病例28图4　支气管镜下表现

　　注：分别对应炎症浸润型、溃疡坏死型、肉芽增殖型、瘢痕狭窄型、管壁软化型、淋巴结瘘型。

　　2. 内镜下治疗策略　支气管结核的治疗包括全身药物治疗、局部药物治疗、管腔狭窄的镜下治疗及手术治疗等。全身药物治疗主要以抗结核药物化疗及糖皮质

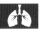

激素治疗为主，局部药物治疗包括雾化吸入抗结核药物及支气管镜下局部给药。接受手术治疗的患者相对较少，手术适应证包括：①管腔狭窄合并严重呼吸困难，有窒息征兆；②气管支气管瘢痕狭窄超过管腔内径的2/3，有顽固性呼吸道症状；③支气管狭窄合并肺感染或有毁损肺和支气管扩张。

支气管结核造成支气管狭窄的治疗则是临床面临的严重问题，近年来支气管镜下介入治疗的不断发展给治疗增加了新的可能。支气管镜下介入治疗技术有激光切除术、氩等离子体凝固术（APC）、微波疗法、冷冻疗法、高频电疗法、球囊扩张和置入支架等。激光切除术，应用激光的热效应，使受照射组织出现凝固汽化或炭化而达到消除病变组织的目的。APC通过氩离子弧对病变组织进行凝固，然后用活检钳将凝固组织清除。冷冻疗法利用能达到低温（-70℃）的液性二氧化碳作为冷冻剂，将冷冻探头置在肉芽组织上上进行冷冻-复温，每个周期约30秒，每次3个周期直到整个病变组织冷冻，8～15天发生组织坏死。微波疗法是利用微波的致热效应，引起高温导致病变组织坏死。高频电疗法包括电切割和电凝，高频电能产生热能，使病变组织凝固坏死、汽化及炭化。这些经支气管镜介入治疗技术用于治疗活动性支气管结核的管腔狭窄，支气管镜介入疗法应根据支气管结核分型选用。以溃疡坏死表现为主的支气管结核在清除坏死组织后局部给予抗结核药物，管腔狭窄时进行球囊扩张术。肉芽增殖性支气管结核可局部给药，需要激光、微波或冷冻等除去凸入管腔的增生病灶，管腔狭窄时进行球囊扩张。支气管结核后期瘢痕狭窄，施行球囊扩张，若效果不佳可置入气道覆膜金属支架或硅酮支架，切忌置入永久性金属裸支架。支气管软骨破坏，管壁软化则置入支架。

3. 治疗过程及疗效　该患者诊断明确后在支气管镜下对右中间段支气管壁的坏死组织行APC治疗，操作时APC导管伸出气管镜前端1.0cm之外，看到导管黑色标志为依据，防止高温气流损伤支气管镜；治疗时操作时间每次1～3秒，功率控制在35～50W左右，时间或功率过长过大会导致并发症增加；APC穿透性有限，治疗后可见黏膜表面较多焦痂样坏死组织附着（病例28图5），并在管腔内注入异烟肼＋阿米卡星各一支抗结核处理。

患者返回病房继续行抗结核对症治疗。每周或每两周行一次气管镜下介入治疗，多次治疗后复查支气管镜对比右中间段支气管较前明显通畅，管壁坏死物较前明显减少，右下背段可见少量淋巴破溃样物附着（病例28图6），后此对局部病灶行冻融治疗，多次治疗后管腔坏死物基本消失，较初诊时明显好转（病例28图7）。

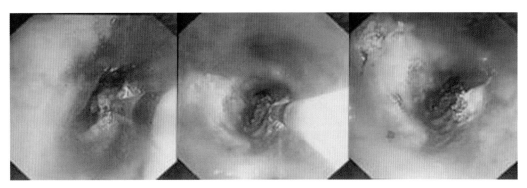

病例28图5 支气管镜下对右中间段坏死物附着处行APC治疗

注：治疗后见黏膜表面较多黄色焦痂。

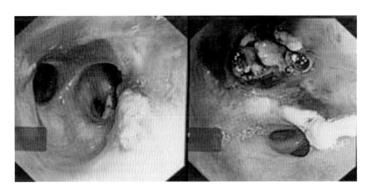

病例28图6 支气管镜复查

注：治疗4次后右中间段支气管壁坏死较前明显好转，右下叶背段支气管见淋巴破溃样组织附着。

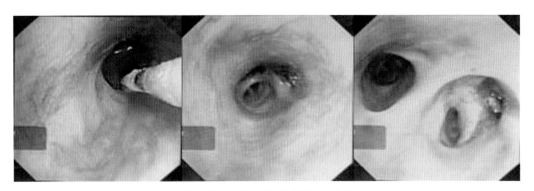

病例28图7 镜下联合使用冷冻治疗

注：后右中间段支气管管腔坏死物明显减少，远端管腔破坏好转。

该患者前期使用APC进行热疗后序贯冷冻治疗，是因为在热疗过程中会损伤正常黏膜组织引起瘢痕增生及肉芽生长，数次热疗后管壁坏死物明显减少，若继续使用热疗可能对正常黏膜组织的损伤过大，从而导致管腔进一步狭窄；故后续在同一部位行冷冻治疗，可有效避免此类情况发生。对于此类患者，在结核活动期时，除全身抗结核治疗以外，必须积极行气管镜检查，明确支气管管腔状况，根据镜下的表现选择合适的治疗方式，避免因未及时行镜下处理导致支气管结核疗效不佳、支气管闭塞、肺不张甚至损毁等严重后果。

三、经验总结

1. 支气管结核是肺结核的特殊类型，其症状与肺结核无明显差异，常规进行肺结核的诊治时，需行气管镜检查，避免不同类型支气管结核的漏诊。

2. 支气管结核在常规行抗结核治疗过程中，需延长抗结核药物治疗时间，同时定期行支气管镜检查，根据不同的镜下表现进行支气管结核的分型，不同类型的支气管结核选择不同的镜下介入治疗手段。不同类型的介入治疗手段常可以联合应用，同时或序贯治疗可取得较好疗效。

（胡淑慧　唐　飞）

参考文献

[1]高同军，李芳，陈希琛.支气管结核248例临床分析[J].中国防痨杂志，2002，24（1）：29-31.

[2]沈建君，高春荣，张叶娜，等.支气管结核246例诊断和介入治疗效果分析[J].中国防杂志，2005，27（3）186-188.

[3]金发光，刘同刚，谢永宏，等.纤维支气管镜介入在各型气管、支气管结核治疗中的作用探讨[J].中国内镜杂志，2005，11（9）：904-906.

[4]Hoheisel C，Chan BKM，Chan CHS，et al.Endobronchial tuberculosis：diagnostic features and therapeuticoutcome[J].Respir Med，1994，88（8）：593-597.

[5]刘黎，王汉香，张凤琴.经纤维支气管镜治疗各型支气管内膜结核的疗效观察[J].中华结核和呼吸杂志，2002，25（1）：62.

[6]蒲德利，廖江荣，程毅力，等.经纤维支气管镜微波＋局部注药治疗支气管结核的临床研究临床[J].肺科杂志，2010，15（4）：359-362.

[7]崔社怀，毕玉田，洪新，等.经电子支气管镜氩等离子体凝固治疗气道狭窄[J].重庆医学，2006，35（25）1870-1874.

[8]游佩涛，李志强，刘伟光，等，低温冷冻治疗支气管内膜结核中长期疗效观察[J].广东医学，2007，28（4）：623-625.

[9]Riklmam T.Therapeutic management of endobronchial tuberculosis[J].Expert Opin Pharmacother，2004，5（7）：1463-1470.

[10]Hee soon Chung，Jae Ho Lee.Bronchoscopic assessment of the evolution of endobrochial tuberculosis[J].Chest，2000，117（2）：385-391.

[11]Yasuo Iwamoto，Teruomi Miyazawa，Noriaki Kurimoto，et al.Interventional bronchoscopy in the management ofairway stenosis due to tracheobronchial tuberculosis[J].Chest，2004，126（4）：1344-1352.

[12]朱晓华，邵江，尤正午，等.多层螺旋CT诊断支气管结核的价值[J].中华放射学杂志，2004，38（1）：26-29.

[13]李洪键，孙沁堂，李强.支气管镜在支气管结核治疗中的应用[J].中国防痨杂志，2007，29（2）：171-174.

[14]田蓉，冯俐，刘前桂，等.肺结核合并支气管结核97例临床分析[J].中国防痨杂志，2006，28（6）365-369.

病例29 中央气道肿瘤纯内镜介入治疗获得长生存

一、病历摘要

（一）基本信息

患者男性，69岁。

主诉：确诊左肺鳞癌3年余，反复闷喘2天。

现病史：患者2013年10月因咯血就诊当地医院，诊断为肺结核（具体诊疗过程不详），予抗结核治疗1个月余，因肝功能损害就诊我院，予保肝治疗好转后出院。出院后未再口服抗结核药，其后仍有间断痰血，量少，未予重视。2015年1月因胸闷、气喘伴有咯血就诊于我院，行胸部CT检查发现左肺占位，行气管镜检查发现左主支气管新生物堵塞，予行溶栓术，术后病理示鳞状组织癌。患者家属拒绝进一步检查及治疗，后予行内镜下介入治疗多次。此次因闷喘2天入院。

既往史：无高血压、心脏病等病史，无手术及外伤史，无药物过敏史。

个人史：无特殊。

婚育史：适龄结婚，子女体健。

家族史：否认家族性遗传病、精神病或类似病史。

（二）体格检查

KPS 80分，气促指数评分2级，血压110/70mmHg。生命体征平稳，体形偏瘦，口唇无发绀。左下肺呼吸音减低，余肺呼吸音粗，未闻及明显干湿啰音及哮鸣音。心界正常，心率90次/分，律齐。各瓣膜听诊区未闻及病理性杂音。腹部查体未见异常。双下肢无水肿。神经反射未见明显异常。

（三）辅助检查

1. 实验室检查　血气：PaO_2 43.3mmHg，PCO_2 27.2mmHg，PH 7.478，氧合指数105.61；血常规：白细胞10.65×10^9/L，中性粒细胞百分比93.9%，红细胞6.35×10^{12}/L，血红蛋白179g/L；生化：乳酸脱氢酶264U/L，尿素氮8.2mmol/L；脑钠肽前体312pg/ml；血C-反应蛋白21.9mg/L；血沉40mm/h；肿瘤指标：CA-153 32.2U/ml，

CA-199 38.2U/ml，CEA 11.11U/ml；血结核抗体：阴性。其余血免疫组合、血凝等检查结果均正常。

2. 影像学检查　胸部CT（2018年9月8日）：左肺支气管闭塞，其周扫及团块状软组织密度影，并可见左主支气管内软组织密度增高影，左肺纹理增多、紊乱，可见斑点、斑片状密度增高影，左肺下叶为著；右肺上叶可见结节状密度增高影；左侧胸腔积液。

3. 支气管镜检查　左主支气管内可见类圆形性生物阻塞管腔（病例29图1），表面见增生的毛细血管，在此用ERBRIC-200型高频电刀型高频圈套摘除部分肿瘤，使用功率55W，摘除肿瘤约2.0cm×1.5cm，后见下叶支气管管腔通畅，管壁扭曲。

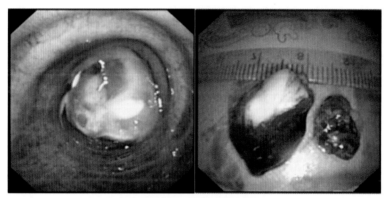

病例29图1　支气管镜检查

注：A.左主支气管见新生物堵塞；B.气管镜下摘除的瘤体。

4. 病理结果（病例29图2）　鳞状细胞癌。

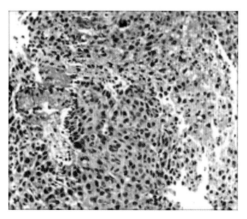

病例29图2　病理结果

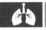

（四）入院诊断

1. 左侧支气管鳞癌

2. 继发型肺结核

3. 慢性支气管炎

（五）鉴别诊断

1. 腺样囊性癌：多发于女性。约2/3发生于气管下段，靠近隆突和左右主支气管的起始水平。肿瘤起源于腺管或腺体的黏液分泌细胞，可呈息肉样生长，但多沿气管软骨环间组织呈环周性浸润生长，阻塞管腔，亦可直接侵犯周围淋巴结。突入管腔内的肿瘤一般无完整的黏膜覆盖，但很少形成溃疡。隆突部的腺样囊性癌可向两侧主支气管内生长。

2. 气管乳头状瘤　本病多见于儿童，成人少见，在儿童常为多发性，成人则为孤立性，可恶性变。病因可能与病毒感染引起的炎症反应有关。气管体层成像、CT对诊断有助，支气管镜是明确诊断的可靠方法，在支气管镜下观察，乳头状瘤呈菜花样、淡红色、质脆易出血，基底部宽或有细蒂。活检时应做好准备，以免出血或瘤体脱落引起窒息。

3. 类癌　好发于主支气管及其远端支气管。临床症状与肿瘤发生的部位有关，发生在主支气管的类癌可引起反复肺部感染、咯血丝痰或咯血。纤维支气管镜检查能判断肿瘤的位置并可直接观察肿瘤外形，通过活检获得病理学诊断，但活检的阳性率仅50%左右，因为Kulchitsky细胞分布于支气管黏膜上皮的基底层，向腔内生长的肿瘤表面常被覆完整的黏膜上皮，所以在活检时不易取到肿瘤组织。

4. 气管纤维瘤　该病很少见。肿瘤表面被覆正常气管黏膜，支气管镜下肿瘤呈圆形、灰白色、表面光滑、基底宽、不活动、不易出血，常出现多次活检均为阴性的情况。

二、诊疗思路

1. 中央型肺癌的诊断标准及镜下表现　中央型肺癌患者早期可无明显症状，随着疾病的进展，可出现咳嗽、痰中带血或咯血、喘鸣、胸闷等表现；另外，肿瘤局部扩散也可引起胸痛、呼吸困难、吞咽困难、声音嘶哑等临床症状。当肿瘤发生远处转移时，还可表现为相应转移部位的临床表现。结合相关影像学检查（如胸部CT、PET-CT）、组织病理学检查（如气管镜下肿瘤活检、肺穿刺活检、痰或胸水细胞学检查等）可明确诊断。其中，组织病理学检查是肺癌诊断的金标准。不同病理类型的镜下表现：鳞癌和小细胞癌以增殖型最多，增殖型表现为肿瘤呈菜花样或息肉样向管腔内生长，其边界清楚，周围支气管黏膜正常，部分肿瘤表面有伪膜或坏死出血，故临床上咯血常见，胸片常表现为阻塞性肺炎、肺不张或肺内肿块。腺癌以浸润型为主，表现为肿瘤沿管壁浸润性生长，其边界不清，常伴黏膜充血肿胀、糜烂溃疡伴不同程度的管腔狭窄及变形。既有浸润又有增殖的患者以小细胞癌最多。

2. 内镜治疗策略

（1）物理治疗：球囊扩张、硬镜铲切、气管支架置入等。对于恶性肿瘤导致气道出现较明显的狭窄时，可以考虑采用物理治疗。

（2）消融治疗：氩等离子凝固（APC）、高频电治疗、激光、微波、冷冻、光动力疗法等。

（3）局部放化疗：气道腔内后装放疗、经支气管镜局部注射化疗药物等。针对该患者选择全身化疗结合气管镜下肿瘤消融术及瘤体内注入重组人血管内皮抑制素注射液（恩度）、吉西他滨。

要快速缓解气道内的梗阻症状，就要准确判断气道内病变的性质。根据病变部位，可分为管内型、管壁型、管外型和混合型。对管内型、管壁型主要采取以圈套、冻取和热消融治疗为主的治疗方法，可快速消除瘤负荷，改善症状。而对管外型可采取内支架置入、放射离子植入为主的治疗方法。

转移癌多为混合型，先消融治疗腔内肿瘤，若还有气道狭窄，可再置入内支架。ACC和腺癌也多为混合型，且病变段较长，可先用球囊导管扩张，再辅以内支架等治疗。SCLC、ACC和鳞癌多为管内型或有蒂的肿瘤，可先用电圈套器套扎组织或肿瘤，若切除的瘤体较大，在软镜下难以取出，且易脱落引起窒息，则在硬镜下结合钳取、冻取等，取出较为简单，不会引起窒息。对基底较宽或肿瘤表面血管丰富或已有出血的肿瘤，则先用APC止血，然后冻切或硬质镜铲除，再随时结合APC止血。比单用软镜操作更为简单、快捷。

硬镜铲除是利用半弧形的硬镜前端直接将肿瘤铲下，再利用活检钳将肿瘤取出，这是软镜所不具备的功能。术中先用哪种方法，或需结合应用哪些方法，需根据病变部位和类型而定。一般应先打通气管，可在硬镜下利用大号活检钳咬取、高频电刀圈套器套取、CO_2冻取及APC烧灼等方式快速疏通气道。对同时侵犯双侧支气管的病变，应先打通阻塞程度轻的一侧，然后再处理阻塞程度重的一侧。治疗过程中应不断将气道下段的积血吸出，以免堵塞下段支气管口。一般对气道狭窄75%以上的恶性肿瘤以硬质镜治疗为佳，治疗后气管阻塞程度、气促指数和KPS评分均有明显改善。

3. 治疗过程及疗效　截至2018年10月，治疗时间约47个月，行局部治疗近70次，包括冷冻、APC、圈套、瘤体局部注药等。平均每2.5周行气管镜下介入治疗一次，根据每次镜下表现采用不同的介入治疗手段，患者管腔新生物经过消融治疗后好转，但重复"再生—消退—再生—再消退"的循环，左肺亦重复"复张—不张—再复张—再不张"的循环。整个治疗过程中，患者表现出超强的依从性和耐受性，疗效上也达到了超过47个月的生存期。治疗期间，对全身各脏器定时行相关检查，未发现转移，但自2018年3月，患者出现肺内和肝脏转移，结合患者一般情况治疗上未进一步干预，患者最后因多器官功能衰竭于2019年1月死亡，总生存期达48个月。

三、经验总结

1. 中央型鳞癌如果病变侵及气管下段、隆突及双侧主支气管开口等多个部位，往往失去手术治疗时机，放疗、化疗短期内也难奏效，常危及生命，易引起窒息，临床治疗非常困难。

2. 对于中央型鳞癌所致的气道浸润及堵塞，经支气管镜介入治疗包括APC、冷冻、圈套等。

3. 经气管镜局部药物注射，可明显提高肿瘤局部的药物浓度，使瘤体缩小，从而解除呼吸道阻塞，缓解呼吸困难、肺不张和阻塞性肺炎，有效改善通气；联合气管镜下介入治疗可以使晚期肺癌患者减轻痛苦，显著提高生活质量，延长寿命。

（徐　凌）

参考文献

[1]McWilliams A，Lam B，Sutedja T.Early proximal lung cancer diagnosis and treatment[J].Eur Respir J，2009，33（3）：656-665.

[2]赵宏儒.纤维支气管镜应用于中央型肺癌的诊断价值研究[J].中国实用医药，2017，12（36）：36-38.

[3]孙炜，蔡礼鸣，张芳，等.不同病理类型肺癌在纤维支气管镜下表现的临床研究[J].山西医药杂志（下半月刊），2009，38（01）：19-20.

[4]DeMaio A，Sterman D.Bronchoscopic intratumoural therapies for non-small cell lung cancer[J].Eur Respir Rev，2020，29（156）：200028.

[5]李源，房卿，周庆元.经支气管镜下注射顺铂治疗肺癌疗效分析[J].中国社区医师，2015，31（03）：15、17.

[6]王洪武，张楠，李冬妹，等.恶性复杂中央气道病变的气管镜介入治疗[J].中国肺癌杂志，2016，19（12）：854-858.

[7]柳俊杰，高丹，冯俊亚，等.经气管镜下电烧灼术联合局部药物治疗中央型肺癌临床研究[J].中国当代医药，2020，27（29）：80-82、86.

[8]张磊.气管镜下介入治疗恶性中央型气道狭窄的近期疗效评价[D].昆明医科大学学版，2019.

[9]卢信.经支气管镜局部注射恩度联合顺铂治疗晚期肺鳞癌疗效研究[D].青岛大学学版，2020.

[10]宋润旭.经气管镜介入治疗恶性气道狭窄95例临床分析[D].兰州大学学版，2017.

[11]Dalar L，Özdemir C，Abul Y，et al.Therapeutic bronchoscopic interventions for malignant airway obstruction：A retrospective study from experience on 547 patients[J].Medicine（Baltimore），2016，95（23）：e3886.

[12]董洪波，蒋慧，甘景帆.支气管镜局部化疗联合光动力治疗中央型肺癌患者的效果[J].中国医学创新，2021，18（29）：41-44.

[13]DeMaio A，Sterman D.Bronchoscopic intratumoural therapies for non-small cell lung cancer[J].Eur Respir Rev，2020，29（156）：200028.

[14]Verma A，Goh SK，Tai DYH，et al.Outcome of advanced lung cancer with central airway obstruction versus without central airway obstruction[J].ERJ Open Res，2018，4（2）：00173-2017.

[15]张哲，何宝亮，唐国建，等.22例原发性气管肿瘤的诊断与外科治疗[J].中国胸心血管外科临床杂志，2009，16（1）：19-21.

[16]Avasarala SK，Rickman OB.Endobronchial Therapies for Diagnosis，Staging，and Treatment of Lung Cancer[J].Surg Clin North Am，2022，102（3）：393-412.

[17]Bilaçeroğlu S.Endobronchial Ablative Therapies[J].Clin Chest Med，2018，39（1）：139-148.

[18]Jiang W，Yang X，Wang X，et al.Bronchoscopic intratumoral injections of cisplatin and endostar as concomitants of standard chemotherapy to treat malignant central airway obstruction[J].Postgrad Med J，2022，98（1156）：104-112.

[19]Mehta HJ，Begnaud A，Penley AM，et al.Restoration of Patency to Central Airways Occluded by Malignant Endobronchial Tumors Using Intratumoral Injection of Cisplatin[J].Ann Am Thorac Soc，2015，12（9）：1345-1350.

[20]Celikoglu F，Celikoglu SI，York AM，et al.Intratumoral administration of cisplatin through a bronchoscope followed by irradiation for treatment of inoperable non-small cell obstructive lung cancer[J].Lung Cancer，2006，51（2）：225-236.

病例30 中央型肺癌内镜下瘤体注药

一、病历摘要

（一）基本信息

患者男性，72岁。

主诉：确诊右下肺鳞癌5个月余，咳嗽咳痰伴胸闷1个月。

现病史：患者2020年1月因咳嗽伴咯血，在当地医院摄胸片提示右下肺炎，给予对症治疗后好转，期间再次出现咯血，持续一周后好转。后在郎溪县医院摄胸部CT提示右下肺门占位，给予支气管镜检查提示右中间段支气管新生物阻塞，在此送检病理提示鳞状细胞癌。相关检查提示肿瘤侵犯肺动脉，故未行手术治疗。后行新辅助化疗（GP方案）一次，因患者在化疗过程中反应较大，出现白细胞降低，患者家属拒绝行第二次化疗，故至今患者未行相关肿瘤治疗。近1个月患者出现胸闷，复查胸部CT提示病灶较前明显增大。故来我科进一步诊疗。病程中无发热，精神饮食尚可，睡眠可，二便正常，体重稍下降。

既往史：高血压5年。无糖尿病、心脏病等病史，无手术及外伤史，无药物过敏史。

个人史：吸烟史40年，平均40支/日，已戒烟5年；饮酒史40年，平均150克/天，已戒酒1年。

婚育史：适龄结婚，子女体健。

家族史：否认家族性遗传病、精神病或类似病史。

（二）体格检查

KPS 90分，气促指数评分 1级，血压128/66mmHg。生命体征平稳，体形偏瘦，口唇无发绀。右下肺呼吸音减低，余肺呼吸音粗，未闻及明显干湿啰音及哮鸣音。心界正常，心率70次/分，律齐，各瓣膜听诊区未闻及病理性杂音。腹部查体未见异常。双下肢无水肿。神经反射未见明显异常。

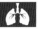

（三）辅助检查

1. 实验室检查　血常规：红细胞4.25×10^{12}/L，血红蛋白121g/L；生化：白球比1.14，尿素9.2mmol/L，总胆固醇5.86mmol/L，补体C4 0.46g/L，超敏C反应蛋白10.79mg/L。其余血凝、术前三项、乙肝五项等检查结果均正常。

2. 心电图检查　正常心电图。

3. 影像学检查　胸部CT（2020年7月2日）（病例30图1）：右肺下叶近肺门旁团块状软组织影、堵塞右肺下叶支气管，右肺中叶支气管受累闭塞，右肺中叶呈楔形实变影，内见含气管支气管影；纵隔内见肿大淋巴结；右侧胸腔见少许积液。

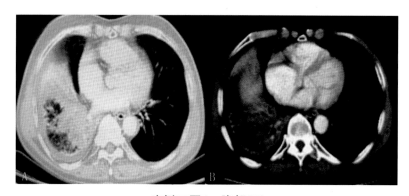

病例30图1　胸部CT

注：A.肺窗；B.纵隔窗。

4. 支气管镜检查　镜下右中间段支气管黏膜增生肥厚，表面粗糙（考虑瘤体浸润）致管腔扭曲狭窄（病例30图2）。在下叶支气管内行灌洗、刷检，并在瘤体表面多点介入注入顺铂20mg＋恩度3ml。

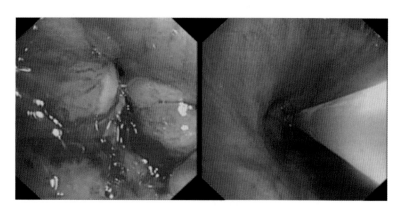

病例30图2　支气管镜检查

病例31 高频电圈套联合球囊扩张及冷冻治疗气管切开术后良性气管狭窄

一、病历摘要

（一）基本信息

患者女性，52岁。

主诉： 反复咳嗽、咳痰伴闷喘4个月余，加重2天。

现病史： 患者2021年4月因误服有机磷农药后在当地医院ICU急救时行气管切开，经积极治疗后患者痊愈出院。出院后一周出现阵发性咳嗽，咳黄痰，无痰血及咯血，无胸痛，同时伴有胸闷，稍休息后稍缓解。2021年5月26日患者首次来我科住院，行支气管镜检查提示气管瘢痕狭窄，行球囊扩张等介入治疗后管腔较前增大、症状改善，但管腔易回缩，并反复入科复查行全麻支气管镜下介入治疗。本次患者因闷喘加重再次入我科治疗。本次病程中，患者无发热，精神一般，纳可，无恶心呕吐，睡眠一般，大小便正常，近期体重无明显减轻。

既往史： 无高血压、心脏病等病史，无手术及外伤史，无药物过敏史。

个人史： 无特殊。

婚育史： 适龄结婚，子女体健。

家族史： 否认家族性遗传病、精神病或类似病史。父母健在。

（二）体格检查

T 36.1℃，P 80次/分，R 21次/分，血压101/64mmHg。生命体征平稳，体形偏瘦，口唇无发绀。气管切开处可见瘢痕。胸廓无畸形，两肺呼吸运动动度均等，两肺叩诊音清，听诊两肺呼吸音粗，可闻及明显湿性啰音，气管上段可闻及金属样哮鸣音。心率80次/分，律齐，各瓣膜听诊区未闻及病理性杂音。腹部查体未见异常。双下肢无水肿。神经反射未见明显异常。

（三）辅助检查

1. 实验室检查 2021年5月27日血常规：WBC 9.93×10^9/L，血红蛋白130g/L，血小板301×10^9/L。生化：ALT 36U/L，总胆固醇7.37mmol/L。血凝阴性。

2. 影像学检查　2021年5月25日胸部CT（病例31图1）：两肺斑片影，气管上段狭窄。

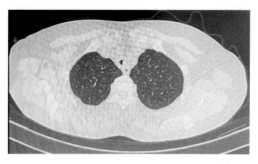

病例31图1　胸部CT

3. 支气管镜检查（病例31图2）　镜下见气管上段纤维增生狭窄，气管镜无法通过（外径6.0mm），在此予以高频电圈套器代电刀行放射状切割治疗，后在此行高压球囊扩张治疗3次，治疗后气管狭窄段管腔较前明显增大，左后方膜部少许撕裂，气管镜通过狭窄段后见气管隆嵴锐利，左上、舌、下叶及右上、中、下叶个支气管黏膜轻度充血水肿，管腔内稍多黏液性分泌物予以吸除，管腔通畅，未见新生物。在左下管腔内行BAL收集BALF、刷检。

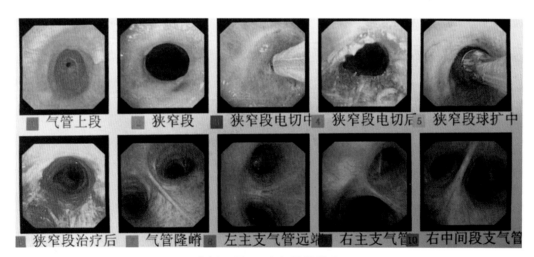

病例31图2　支气管镜检查

（四）入院诊断

气管狭窄。

（五）鉴别诊断

1. 良性气道狭窄　①感染性病变：如气管支气管结核；②医源性因素：如长

期气管内插管或造口术插管、肺移植或气道袖状切除吻合术；③创伤、吸入性损伤及气道内长期的异物刺激等引起的气道狭窄；④炎症性病变累及气道如韦格纳（Wegener）肉芽肿、结节病、复发性多软骨炎、气道的淀粉样变等；⑤先天性因素如先天性气管支气管狭窄。

2. **恶性气道狭窄**　最常见的是肺癌，还有少见的低恶性度的肿瘤，比如腺样囊性癌、类癌、黏液表皮癌或者肉瘤。

二、诊疗思路

1. **良性气管狭窄的诊断标准及镜下表现**　胸部CT结合支气管镜镜下表现可诊断气管狭窄（病例31图3）。气管镜镜下表现为气管支气管管壁纤增瘢痕形成致管腔高度纤增狭窄，气管镜无法通过。

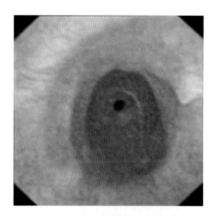

病例31图3　支气管镜检查

注：气管管壁高度纤维增生狭窄。

2. **内镜治疗策略**　目前气道良性狭窄仍是一个治疗难题，其治疗短期疗效佳，但易反复，长期疗效差，疗程长，治疗费用较高。气管切开后气管狭窄主要的表现形式有瘢痕性狭窄、肉芽肿、膜样狭窄。部分肉芽肿型随病情进展逐渐过渡至瘢痕性狭窄。气管镜介入治疗可选择球囊扩张联合CO_2冷冻冻融治疗，对伴有气管塌陷的患者可选择气管硅酮支架置入术治疗。

操作要点和注意事项：球囊扩张治疗时切记压力应逐渐、缓慢升高，禁忌迅速升高压力，对气管黏膜造成严重撕裂，可能出现大出血、气管纵隔瘘管并发症。对气管狭窄处CO_2冷冻冻融治疗后可给予糖皮质激素消肿治疗，以防气管黏膜冻融治疗后水肿引起管腔狭窄。此外，对严重气管狭窄患者进行冻融治疗后24～72小时需复查气管镜清理坏死物，避免坏死物较多导致窒息的风险。对气管支架的选择，首

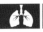
选硅酮支架，其寿命长，对气管黏膜刺激较小，慎用金属支架。

3. 治疗过程及疗效　我们选用奥林巴斯BF-260型支气管镜。患者入院后形气管镜检查提示气管上段高度狭窄，狭窄类型是环形瘢痕样狭窄，气管无法通过。

在气管狭窄段用高频电圈套器代电刀行放射状切割治疗，切割治疗后气管狭窄段管腔稍增大（病例31图4）。

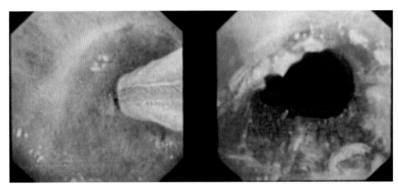

病例31图4　气管狭窄段用高频电圈套器代电刀行放射状切割

然后，我们选用Boston 5843型高压球囊及高压枪泵在狭窄部行反复多次球囊扩张治疗，在此行高压球囊扩张治疗3次，治疗后气管狭窄段管腔较前明显增大，左后方膜部少许撕裂，气管镜通过狭窄段（病例31图5）。

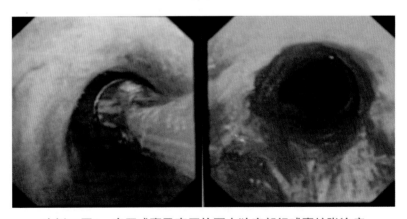

病例31图5　高压球囊及高压枪泵在狭窄部行球囊扩张治疗

本病例中未予行冷冻治疗，这是因为在热疗过程中会损伤正常黏膜组织引起瘢痕增生及肉芽生长，从而导致管腔进一步狭窄。有观点认为热疗后在同一部位行冷冻治疗，可以有效地避免肉芽增殖，但冷冻过程中也会造成正常的黏膜组织也有一定的损伤。术后病程中患者胸闷气喘症状得到明显改善。一周后复查支气管镜，气管狭窄段管腔仍有纤维增生狭窄，较前稍增大。我们再次选用Boston 5843型高压球囊及高压枪泵在狭窄部行反复多次球囊扩张治疗，治疗后气管狭窄段管腔较前明显增大。

三、经验总结

1. 气管切开后并发气管狭窄的危险因素　气管切开并发气管狭窄的危险因素有患者年龄、术前插管时间、机械通气时间、操作者的经验及熟练程度、手术操作方式、术后是否应用抗生素。气管切开前插管时间越长，越容易发生气管狭窄。

2. 气管切开后气管狭窄的表现类型主要有肉芽增生及瘢痕性狭窄两种类型，如果患者存在软骨损伤可能出现管腔塌陷。对有手术缝线显露的患者，一定要将缝线拆除。

3. 气管切开后气管狭窄治疗方法的选择　针对肉芽增生可应用圈套器套扎或CO_2，冷冻冻取等方法清除，瘢痕性狭窄可行电针放射状电切后给予球囊导管扩张；如果存在气管腔塌陷则需要放置气管硅酮支架或T形管治疗。前两种病变类型可联合CO_2，冷冻冻融治疗，抑制肉芽增生。95%的此种气道良性狭窄患者可经过气管镜介入治疗治愈，得到令人满意的效果。

（程　宇）

参考文献

[1]De Leyn P，Bedert L，Delcroix M，et al.Belgian Association of Pneumology and Belgian Association of Cardiothoracic Surgery. Tracheotomy： clinical review and guidelines[J].Eur J Cardiothorac Surg，2007，32：412-421.

[2]Galluccio G，Lucantoni G，Battistoni P，et al.Interventional endoscopy in the management of benign tracheal stenoses：definitive treatment at long-term follow-up[J]. Eur J Cardiothorac Surg，2009，35：429-433.

[3]Grillo HC，Donahue DM，Mathisen DJ，et al.Postintubation tracheal stenosis：treatment and results[J].J Thorac Cardiovasc Surg，1995，109：486-493.

[4]Grillo HC.Stents and sense[J].Ann Thorac Surg，2000，70：1139.

[5]Hefner JE，Miller KS，Sahn SA.Tracheostomy in the intensive care unit[J].Part 2. Complications.Chest，1986，90：430-436.

[6]Koitschev A, Simon C, Blumenstock G, et al. Suprastomal tracheal stenosis after dilational and surgical tracheostomy in critically ill patients[J].Anesthesia, 2006, 61: 832-837.

[7]Miller FR, Eliachar I, Tucker HM.Technique, management, and complications of the long-term flap tracheotomy[J].Laryngoscope, 1995, 105: 543-547.

[8]Pearson FG, Andrews MJ.Detection and management of tracheal stenosis following cuffed tube tracheostomy[J].Ann Thorac Surg, 1971, 12: 359-374.

[9]Raghuraman G, Rajan S, Marzouk JK, et al. Is tracheal stenosis caused by percutaneous tracheostomy different from that by surgical tracheostomy? [J].Chest, 2005, 127: 879-885.

[10]Rea F, Callegaro D, Loy M, et al. Benign tracheal and laryngotracheal stenosis: surgical treatment and results[J].Eur J Cardiothorac Surg, 2002, 22: 352-356.

[11]Sarper A, Ayten A, Eser I, et al.Tracheal stenosis after tracheostomy or intubation: review with special regard to cause and management[J].Tex Heart Inst J, 2005, 32: 154-158.

[12]Van Heurn LW, Goei R, De Ploeg I, et al.Late complications of percutaneous dilational tracheotomy[J].Chest, 1996, 110: 1572-1576.

[13]Walz MK, Peitgen K, Thuraut N, et al. Percutaneous dilatational tracheostomy early results and long-term outcome of 326 critically ill patients[J].Intensive Care Med, 1998, 24: 685-690.

[14]Yaremcbuk K.Regular tracheostomy tube changes to prevent formation of granulation tissue Laryngoscope, 2003, 113: 1-10.

[15]Zias N, Chroneou A, Tabba MK, et al.Post tracheostomy and post intubation tracheal stenosis report of 31 cases and review of the literature[J]. BMC Pulm Med, 2008, 8: 18.

病例32 氩等离子消融早期应用于溃疡坏死型支气管结核

一、病历摘要

（一）基本信息

患者女性，55岁。

主诉：咳嗽咳痰2个月余。

现病史：患者2个月前无明显诱因下出现咳嗽咳痰症状，就诊当地医院行抗炎对症治疗症状好转不明显，后转至某外院，给予积极抗炎对症治疗，症状好转明显，完善痰核酸相关检测提示结核分枝杆菌核酸阳性，诊断肺结核，现为求进一步诊治转入我院。病程中患者咳嗽咳痰症状较前好转，无明显胸闷胸痛，无明显发热，无明显咯血及痰血，饮食睡眠一般，大小便正常。

既往史：肺结核病史30年。无高血压、心脏病等病史，无手术及外伤史，无药物过敏史。

个人史：无特殊。

婚育史：适龄结婚，子女体健。

家族史：否认家族性遗传病、精神病或类似病史；父母健在。

（二）体格检查

T 36.4℃，P 68次/分，R 18次/分，血压128/84mmHg。生命体征平稳，口唇无发绀。胸廓无畸形，两侧胸廓对称，呼吸运动动度均等，双侧语音震颤无明显差别，无胸膜摩擦感。两肺叩诊呈清音，两肺呼吸音粗，未及明显干湿性啰音。心率68次/分，律齐，各瓣膜听诊区未闻及病理性杂音。腹部查体未见异常。双下肢无水肿。神经反射未见明显异常。

（三）辅助检查

1. 实验室检查　生化：谷丙转氨酶13U/L，谷草转氨酶17U/L，钾3.08mmol/L，钠147.1mmol/L，超敏C反应蛋白7.64mg/L。血凝：凝血酶原时间11.6s，活化部分凝血酶原时间29.1s。血常规：白细胞2.96×10^9/L，红细胞3.98×10^{12}/L，血红蛋白

115g/L，血小板计数173×10⁹/L。

2．影像学检查 2020年9月6日胸部CT：两肺纹理增粗紊乱，两上肺可见斑片条索状密度增高影，密度不均，右上肺近纵隔处可见小团块影。

3．支气管镜检查（病例32图1） 镜下见声门下气管向右上尖段延伸可见大量干酪样坏死物附着于管壁，表面伴大量黏脓痰予以吸除。左上、舌、下及右上、中、下叶各支气管黏膜轻度充血水肿，管腔内少许黏液性分泌物予以吸除，管腔通畅，未见新生物。在右上支气管内行BAL收集BALF、刷检。后经与患者家属沟通后予以APC在干酪样坏死处行多点热凝固治疗，治疗后呈黄色焦痂样改变，并经导管介入注入异烟肼0.1g＋阿米卡星0.2g。

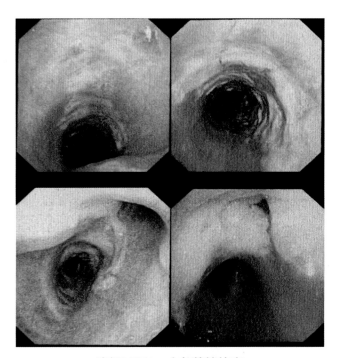

病例32图1 支气管镜检查

（四）入院诊断

1．气管—支气管结核

2．肺结核

（五）鉴别诊断

1．肺癌 单纯的支气管结核就是肺里面没有活动性病灶的支气管结核，特别在老年人应该与局限于支气管的中央型肺癌相鉴别，这种情况应该做支气管镜检查，包括支气管镜下的活检以及反复的痰菌检查。

2．慢性支气管炎　这也表现为一个长程咳嗽。

3．哮喘　一般在晚上发生，平时自己可以缓解，或者通过一些解痉平喘药物治疗后缓解，而支气管结核往往难以自行缓解或者一般的药物缓解。

4．与异物吸入相鉴别，做肺部的影像学和支气管检查有助于鉴别诊断。

二、诊疗思路

1．支气管结核的诊断标准及镜下表现　胸部CT结合支气管镜镜下表现及病理学结果可确诊支气管结核。2012年《中华结核和呼吸杂志》发表了"支气管结核诊疗指南"。指南对支气管结核的定义：气管支气管结核（tracheobronchial tuberculosis，TBTB），是指发生在气管、支气管黏膜、黏膜下层、平滑肌、软骨及外膜的结核病。气管支气管结核是结核病的特殊临床类型，属于下呼吸道结核。气管镜下可直接观察到气管及支气管的黏膜受到侵犯，加之临床上支气管病变多于气管病变，故以往多称之为支气管内膜结核（endobronchial tuberculosis，EBTB）。

值得注意的是，由于气管支气管结核临床表现缺乏特异性，而且部分患者临床表现缺如，气管支气管腔内的病变往往存在混合型和多样性的改变。因而，单纯从症状和体征上及影像学包括胸片、胸部CT、仿真支气管镜等均只能作为诊断的参考，常常无法确诊。支气管镜检查就成为诊断支气管结核的重要手段。

2．内镜治疗策略　内镜下根据病变的部位、性质、范围可分别采用不同的方法。

（1）抗结核药物的保留灌注。

（2）特殊仪器设备治疗：如冷冻、微波、高频电刀、氩气刀、激光等治疗。

（3）采用球囊导管扩张气道成形或暂时性支架置入等，使气道恢复其原有功能。

根据该患者的支气管腔内病变情况，我们采取的方案是在全身抗结核治疗的同时，给予APC治疗为主，辅以球囊导管扩张及气道腔内保留灌注抗结核药物的方案。

采取上述方案我们是基于以下考虑：①结核杆菌的理化特性及抵抗力。由于结核杆菌菌体含有大量的脂类，抵抗力较强，对于干燥的抵抗力特别强大。它在干燥状态可存活2~3个月，在腐败物和水中存活5个月，在土壤中存活了个月到1年，低温菌体不死，而且在-190℃时还保持活力。煮沸经过3~5分钟死亡。室温下在乳制品中能存活9~10天，奶油中为1周，干酪中为4个月。在消毒药品（5%苯酚，2%来苏水）作用下，结核杆菌一般经过2~14小时死亡。所以焚烧是对结核杆菌最好的消灭方法。这也是为什么选择APC而不选择冷冻治疗的主要原因；②我们在患者支气管溃疡坏死病变处获取的病理标本，通过抗酸染色发现大量结核杆菌呈簇的排列，为了快速有效地杀灭结核杆菌最有效的方法就是通过热凝固治疗，而APC正好可满足这一要求。文献报道APC治疗溃疡坏死型支气管结核具有快速消融气道内炎性干酪坏死、肉芽组织和瘢痕的作用，首次消融范围可达70%左右，患者的生活质量明显改善，特别是对气管阻塞病变的患者，对呼吸改善尤为显著，使许多濒临窒息的患者畅通了气道。同时针对溃疡坏死型。

支气管结核采用APC治疗可以达到以下目的：①使病变组织凝固变性、坏死，有利于组织修复；②高温可使结核杆菌菌体蛋白变性–坏死，使病变局部的细菌负荷明显减少，起到辅助抗结核治疗的作用；③使导致气道狭窄的纤维瘢痕组织凝固变性或消融可达到减轻气道阻塞、扩张气道的目的；④APC导管喷头无需紧贴治疗部位烧灼面积大、深度浅，定位准确，易于控制烧灼范围，较适合于支气管内病变特别是黏膜组织广泛弥漫性病变的介入治疗，且较激光治疗安全。

3. 治疗过程及疗效　我们选用奥林巴斯BF-260型支气管镜。针对该患者支气管结核病变的情况，对气管全程、右主及右上支气管管壁的干酪坏死病变组织给予APC治疗。经适度的APC治疗后，病变局部的组织内结核杆菌菌量明显减少转阴，管壁病变轻度焦痂，局部再注入异烟肼0.2g及阿米卡星0.2g，必要时加地塞米松5mg。之后每周1次共行APC治疗3次，在每次治疗时均需先清理局部的坏死结痂组织，并根据病变局部恢复情况控制APC治疗的范围。

三、经验总结

1. APC治疗术对炎症浸润型、溃疡或干酪坏死型及肉芽增殖型效果较好，这3种类型是支气管结核病变的可逆性过程，如若及时诊断，通过适时地经支气管镜气道腔内的干预性治疗，可使病变向有利于保持气道通畅的方向发展。发现不区时或延迟治疗可能导致结核性气道狭窄，严重地可引起阻塞性肺炎或肺不张，造成不同程度的呼吸功能障碍。如本例在最初的1年时间里，仅给予全身的抗结核治疗，由于没有及时地行支气管镜检查，延误了右侧支气管结核的最佳治疗时机，导致右主纤维增生狭窄，右上叶纤维增生闭锁，病变恶化波及左侧支气管。

2. APC治疗的过程中可对溃疡坏死病变组织内的结核杆菌起到直接杀灭的作用，可有效控制结核杆菌对局部组织的破坏。如本例在确诊后经过近1个月的治疗，支气管结核的病变就得到了有效地控制。

3. APC治疗的同时联合对病变部位进行局部冲洗和灌注抗结核药物、激素，可使病变局部处于药物高浓度状态，使药物的杀菌或抑菌效价随之提高，抗结核治疗效果增强。

4. 通过支气管镜对病变的支气管腔内脓性分泌物进行充分吸除或清除干酪坏死物，对改善肺部病变的引流，促进病灶修复，提高痰菌阴转率，特别是提高耐多药肺结核的痰菌阴转率方面有很好的效果。

5. 对纤维增生明显造成支气管腔高度狭窄的病变，则往往需要联合高压球囊导管扩张术，采用经支气管镜介入两种及以上的介入治疗技术（包括激光、高频电刀、氩气刀、冷冻、球囊扩张、支架置入等），绝大多数患者可获得治愈。

（程　宇　吕莉萍）

参考文献

[1]金发光，刘同刚，谢永宏，等.纤维支气管镜介入在各型气管、支气管结合治疗中的作用探讨[J]. 中国内镜杂志，2005，11（9）：904-906.

[2]金发光，李王平，南岩东，等. 高压球囊扩张治疗结核性狭窄91例[J].中华结核呼吸杂志，2010，33（7）：551-552.

[3]李强，姚小鹏，白冲，等. 高压球爽扩张气道成形术在良性气道狭窄治疗中的应用[J].第二车医大学学报，2004，25（7）：701-704.

[4]江沁波，刘玺城，马渝，等. 纤维支气管镜诊断儿童支气管结核的研究[J].中国实用儿科杂志，2003，18（9）：534-536.

[5]高同军，李芳，陈希琛. 支气管结核248例临床分析[J].中国防痨杂志，2002，24（1）：29-31.

[6]沈建君，高春荣，张叶娜，等. 支气管结核246例诊断和介入治疗效果分析[J].中国防痨杂志，2005，27（3）：186-188.

[7]田蓉，冯俐，刘前桂，等. 肺结核合并支气管结核97例临床分析[J].中国防痨杂志，2006，28（6）：365-369.

[8]陈品儒，气管-支气管结核诊断治疗进展. 临床荟萃，2005，20（8）：478-480.

[9]刘黎，王汉香，张凤琴. 经纤维支气管镜治疗各型支气管内膜结核的疗效观察[J].中华结核和呼吸杂志2002，25（1）：62.

[10]李洪键，孙沁堂，李强. 支气管镜在支气管结核治疗中的应用[J].中国防痨杂志，2007，29（2）：171-174.

[11]蒲德利，廖江荣，程毅力，等.经纤维支气管镜微波＋局部注药治疗支气管结核

的临床研究[J].临床肺科杂志，2010，15（4）：359-362.

[12]张和武，靖秋生.支气管结核的临床现状[J].临床内科杂志，2007，24（10）：653-654.

[13]罗百灵，屈满英，胡成平，等．支气管镜下联合介入治疗结核性支气管狭窄[J].中国内镜杂志，2007，13（8）：798-801.

病例33 间质性肺炎冷冻肺活检

一、病历摘要

（一）基本信息

患者女性，65岁。

主诉： 渐进性劳力性气促咳嗽2年，加重2个月。

现病史： 患者2年前无明显诱因下出现阵发咳嗽、偶有咳少量白色黏痰，始无胸闷不适感，后渐有活动后气促，休息后缓解，未予特殊重视，后症状进行性加重，轻度体力活动既有闷喘，无黄脓痰，2018年1月就诊武汉中南医院，胸部CT示两肺间质性改变，ANA，R052阳性，诊断结缔组织病相关性肺疾病，建议患者外科肺活检，患者拒绝，给予甲强龙40mg同时给予抗感染等治疗后，患者症状好转，后复查胸部CT两肺间质性改变好转。2个月前患者咳嗽胸闷加重，就诊当地胸部CT示两肺弥漫性病变间质性肺炎，肺功能示中度限制性通气功能障碍，伴弥散降低。给予抗感染解痉治疗好转不明显，现患者闷喘较前进一步加重，伴咳嗽、咳黄白痰，无发热、咳痰血不适，现患者为进一步诊治入我科。病程中无乏力盗汗，无头晕头痛，无骨骼痛，无咯血胸痛，无明显关节痛，饮食睡眠尚可，大小便尚正常。

既往史： 否认高血压、糖尿病、心脏病、肺结核等病史。无食物及药物过敏史，无手术及外伤史，无输血史。

个人史： 生于原籍，未到外地久居，无血吸虫疫区疫水接触史，无其他地方病及传染病流行接触史。平素饮食规律，无烟酒嗜好，无工业毒物、粉尘、放射性物质接触史，无冶游史。

婚育史： 适龄结婚，子女体健。

家族史： 家族中无类似病史可循，无家族性遗传性疾病。

（二）体格检查

T 36.4℃，P 98次/分，R 24次/分，血压130/95mmHg。神志清楚，精神尚可，营养中等，扶入病房，对答切题，查体合作。全身皮肤黏膜未见黄染及出血点。浅表

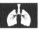

淋巴结未及明显肿大。瞳孔等大等圆，对光反射灵敏，口唇稍发绀，咽不充血，扁桃体无肿大。颈软，气管居中，颈静脉无怒张，甲状腺未触及肿大。胸廓无畸形，两侧胸廓对称，两肺听诊呼吸音粗，双肺底可闻及广泛Velcro啰音，心率98次/分，律齐，各瓣膜听诊区未闻及明显病理性杂音。腹平软，未及明显压痛及反跳痛，肝脾肋下未触及，腹水征（－），肠鸣音正常。脊柱四肢无畸形，活动自如，双下肢无水肿。生理反射存在，病理反射未引出。

（三）辅助检查

1. 实验室检查　2019年3月7日血气分析：PH 7.396，pCO$_2$ 33.3mmHg，pO2 99.3mmHg，cSO$_2$ 97.9%，pO$_2$/FIO$_2$ 342.41mmHg%，FIO$_2$ 29%。2019年3月8日血常规：WBC 6.92×10^9/L，RBC 4.28×10^{12}/L，HGB 125g/L，PLT 376×10^9/L。生化一号示：ALP 166U/L，GLU 6.27mmol/L。呼吸道感染病原体谱示：Ⅳ-A阳性。类风湿组合示：RF 阳性。女性肿瘤标志物示：CA-153 459.9U/ml，CYFRA21-1 13.13ng/ml，NSE 8.13ng/ml，CEA 6.05ng/ml。2019年3月11日自身抗体22项、ANCA未见明显异常。2019年3月11日血气分析示：PH 7.42，pCO$_2$ 36.7mmHg，pO$_2$ 57.7mmHg，cSO$_2$ 90.7%，pO$_2$/FIO$_2$ 274.76mmHg%，FIO$_2$ 21%。2019年3月14日纤支镜刷片革兰氏染色、抗酸杆菌涂片阴性。灌洗液真菌培养阴性。3月15日灌洗液真菌培养及鉴定示：经48小时普通培养，无致病菌生长。3月18日生化：ALT 59U/L，A/G 1.06，ALP 159U/L，GGT 135U/L，Na 134.7mmol/L，CRP 12.36mg/L。3月18日血常规示：WBC 10.35×10^9/L，RBC 4.39×10^{12}/L，HGB 130g/L，PLT 365×10^9/L。CEA 5.34ng/ml。3月18日神经元特异性烯醇化酶测定（NSE）示：CA-153 418.8U/ml，CYFRA21-1 11.41ng/ml。血凝未见明显异常。

2. 肺功能检查　中度限制性通气功能障碍伴弥散功能障碍。

3. 影像学检查（病例33图1）　2018年3月8日胸部CT：两肺间质性肺炎可能。

4. 支气管镜检查　2019年1月11日在全麻下行经硬质气管镜冷冻肺活检术，操作方法：插入硬镜鞘管，连接高频喷射呼吸机及麻醉机通气，在可弯曲支气管镜引导下预置球囊导管进入左下支气管，再次通过硬镜鞘管置入可弯曲支气管镜，通过操作孔道插入冷冻导管，将冷冻探头置入左下内、前、外、后各段支气管，设置二氧化碳冷冻压力50～60bar，冷冻时间5秒，后立即拔出冷冻导管，共在左下支气管内用冷冻治疗仪冻取出5块组织，大小约为5mm×5mm左右，手术完成顺利，相比于传统的TBLB具有明显的优势（病例33图2）。

5. 病理结果（病例33图3）　镜下为破碎的支气管黏膜及骨组织，黏膜呈慢性炎病理改变，上皮鳞化，部分骨钙化，黏膜下疏松、水肿，纤维组织增生。细胞学刷片：部分鳞状上皮细胞。

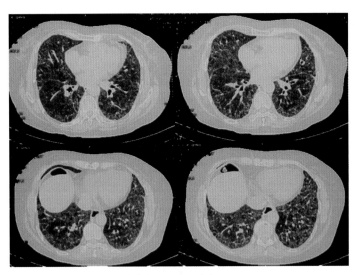

病例33图1　胸部CT

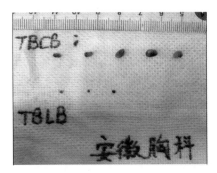

病例33图2　经硬质气管镜冷冻肺活检术

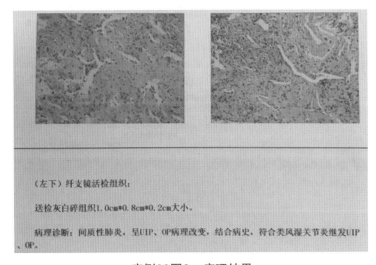

病例33图3　病理结果

（四）入院诊断

结缔组织病相关性间质性肺病。

（五）鉴别诊断

1. 特发性肺纤维化　该病是临床最常见的特发性间质性肺炎，局限在肺脏，表现为进行性肺间质纤维化，其影像和组织病理学特征为普通型间质性肺炎，成年发病，好发于老年人。

2. 特发性非特异性间质性肺炎　慢性肺脏炎症和纤维化疾病，其肺脏病理特征为不同程度的肺脏炎症和纤维化病变，时相均一。大多数非特异性间质性肺炎是继发性，少数病因不明的非特异性间质性肺炎，称为"特发性"。

3. 呼吸性细支气管炎伴间质性肺病　表现为巨噬细胞性细支气管炎和肺泡炎，多见于重度吸烟者，发病平均年龄36~54岁，无显著的性别差异。

4. 脱屑性间质性肺炎　表现为大量吞噬烟尘颗粒的巨噬细胞在肺泡腔内聚集，多见于重度吸烟者，平均发病年龄为40~60岁。

5. 隐源性机化性肺炎　通常为亚急性起病，约1/3的患者病程早期有流感样症状，如低热、咽痛、乏力等，出现干咳和不同程度的呼吸困难。影像特征为多叶段肺实变和（或）磨玻璃影。以40~60岁多见。大多数机化性肺炎是继发性，少数病因不明的机化性肺炎，称为"隐源性"。

6. 急性间质性肺炎　急性起病、病情快速进展，严重时可出现呼吸衰竭，病死率>50%，平均发病年龄为50岁。

二、诊疗思路

1. 间质性肺病的诊断标准及镜下表现　胸部CT结合支气管镜镜下表现及病理学结果可确诊间质性肺疾病。气管镜下表现无特殊。镜下见气管、左上、舌、下及右上、中、下叶各支气管黏膜轻度充血水肿，管腔内少许黏液性分泌物给予吸除，管腔通畅，未见新生物。在左下支气管内用冷冻治疗仪行冷冻肺活检，术程顺利。

2. 内镜治疗策略

（1）硬质气管镜的冷冻治疗：硬质气管镜的准备及操作同常规硬质镜。将硬质冷冻探头在光镜或电子支气管镜的指引下，到达预定冷冻区，进行冻取或冻融治疗。硬质冷冻探头的冷冻范围较大，需准确掌握时间，以确定冷冻组织的范围和大小。特别是冻取时，冷冻范围不要太大，以免撕裂正常黏膜组织。也可将冷冻探头在软镜引导下通过硬质镜进行冷冻治疗。

（2）软镜下的冷冻治疗：可在局麻或全麻下进行，通过软镜直接操作，术前准备同常规支气管镜。也可通过硬质镜进行冷冻治疗。冷冻探头通过纤维支气管镜或电子支气管镜的活检通道进行冷冻治疗（需根据活检通道大小，选择合适型号的冷冻探头）。冷冻探头前端的直径为1.7~2.4mm，约为100cm，末端长度约为7mm。探头从活检孔伸出，在气管镜直视下可看到冷冻探头末端，到达冷冻区域后，冷冻探头由踩动脚踏板配合开始，组织被冷冻至-60℃~-70℃，根据临床需要，进行冻取或冻融。

3. 治疗过程及疗效　我们选用奥林巴斯BF-260型支气管镜。操作方法：插入硬镜鞘管，连接高频喷射呼吸机及麻醉机通气，在可弯曲支气管镜引导下预置球囊导管进入左下支气管，再次通过硬镜鞘管置入可弯曲支气管镜，通过操作孔道插入冷冻导管，将冷冻探头置入左下内、前、外、后各段支气管，设置二氧化碳冷冻压力50~60bar，冷冻时间5秒，后立即拔出冷冻导管，共在左下支气管内用冷冻治疗仪冻取出5块组织，大小约为5mm×5mm左右，手术完成顺利，相比于传统的TBLB具有明显的优势。

TBCB术后活检部位气管管腔内轻度出血，经过抽吸及局部注入血凝酶后出血停止，术后胸片未见明显气胸、纵隔及皮下气肿，患者无明显不适主诉。术后活检组织送检我院病理科提示：送检组织标本满意。病理诊断：间质性肺炎，结合病史，符合类风湿性关节炎继发普通型间质性肺炎。根据病理结果诊断结缔组织病相关间质性肺炎，治疗上予以来氟米特＋甲强龙治疗及雷公藤免疫抑制治疗。

三、经验总结

1. TBCB作为一种诊断阳性率高，安全、有效的肺活检方法，尤其是在DILD的诊断上前景广泛，相信通过多中心的临床试验将会更好的完善其质量控制及规范操作流程，在临床上进一步推广。

2. 根据胸部CT及支气管镜下特征性改变及病理学结果可诊断。

3. TBCB手术存在多种直接以及间接的并发症，其中最主要的是出血及气胸。通过国内外的文献报道，与TBLB相比较，出血风险及气胸无明显差异。

（程　宇　唐　飞）

参考文献

[1]郭述良，李强，罗凤鸣，等.经支气管冷冻肺活检操作技术规范[J].中国呼吸与危

重监护杂志，2019，18（02）：109-114.

[2]Gribbin J，Hubbard RB，Le Jeune I，et al.Incidence and mortality of idiopathic pulmonary fibrosis and sarcoidosis in the UK[J].Thorax，2006，174（11）：810-816.

[3]郭述良，罗凤鸣，李强，等.经支气管冷冻肺活检操作规程专家共识[J/OL].中国呼吸与危重监护杂志：1-6[2019-07-31].

[4]Babiak A，Hetzel J，Krishna G，et al.Transbronchial cryobiopsy：a new tool for lungbioopsies[J].Respiration，2009，78（2）：203-208.

[5]李一诗，郭述良，曹友德.经支气管冷冻肺活检二例[J].中华结核和呼吸杂志，2016，39（11）：905-907.

[6]Gershman E，Ridman E，Fridel L，et al.Efficacy and safety of trans-bronchial cryo in comparison with forceps biopsy in lung allograft recipients：Analysis of 402 procedures[J].Clin Transplant，2018，32（4）：e13221.

[7]李晓，潘金兵，任颖，等.应用经气管镜冷冻活检诊断弥漫性肺疾病[J].中国呼吸与危重监护杂志，2018，17（03）：301-304.

[8]Ganganah O，Guo SL，Chiniah M，et al.Efficacy and safety of cryobiopsy versus forceps biopsy for interstitial lung diseases and lung tumours：a systematic review and meta-analysis[J].Respirology，2016，21（5）：834-841.

[9]Pajares V，Puzo C，Castillo D，et al.Diagnostic yield of transbronchial cryobiopsy in interstitial lung disease：a randomized trial[J].Respirology，2014，19（6）：900-906.

病例34 应用室间隔缺损封堵器治疗术后支气管胸膜瘘

一、病历摘要

（一）基本信息

患者男性，72岁。

主诉： 左全肺切除术后6个月余，咳痰伴胸闷1个月入院。

现病史： 患者2022年10月起出现咳痰伴胸闷不适，未予重视，后症状逐渐加重，遂就诊于当地县医院，查胸部CT提示左肺门团块影，建议上级医院进一步诊治。后患者于2022年11月初转入合肥市某三甲医院，期间气管镜活检提示神经内分泌癌，排除手术禁忌后于2022年11月4日行左全肺切除术，术后病理提示左侧支气管复合型神经内分泌癌（大细胞神经内分泌癌95%、高分化鳞状细胞癌5%），肿瘤细胞浸润支气管壁全层，侵及脉管和神经，支气管切缘未见肿瘤细胞累及，周围肺组织见机化性肺炎改变，送检清扫淋巴结阴性（未见术后病理报告）。术后未行放化疗，予以舒尼替尼口服治疗至2023年4月中旬。1个月前患者出现咳痰伴胸闷不适，以白黏痰为主，伴有发热，最高体温39℃，于2023年4月14日再次入住原手术医院。查胸部CT示：左侧胸腔包裹性积液伴气液平，右肺中叶炎症，给予抗感染、化痰、平喘等处理，同时予以左侧胸腔闭式引流，期间行支气管镜检查提示左主手术残端见两个瘘口，内见脓性分泌物溢出，考虑手术后支气管胸膜瘘，建议转我院进一步治疗，今为求诊治入住我科。病程中患者有咳痰、胸闷不适，无低热、盗汗，无胸痛、咯血，饮食睡眠欠佳，二便基本正常，近期体重减轻约3kg。

既往史： 高血压3年余，口服硝苯地平缓释片降压治疗，近期血压控制良好；5年前外院诊断肾功能不全，未予特殊处理。2022年11月4日因肺癌在合肥市某三甲医院行左全肺切除术。

个人史： 吸烟史：20支/日，40年，戒烟2年余。

婚育史： 适龄结婚，子女体健。

家族史： 家族中否认类似患者，否认家族遗传性病史。

（二）体格检查

T 36.3℃，P 116次/分，R 20次/分，BP 139/89mmHg。神清，精神一般，皮肤巩膜无黄染，浅表淋巴结未触及明显肿大，左侧胸壁可见长约15cm陈旧性手术瘢痕及胸腔闭式引流管一根，左肺叩诊鼓音，听诊呼吸音消失，右肺呼吸音稍粗，未闻及明显干湿啰音。心率116次/分，律齐，各瓣膜听诊区未闻及病理性杂音。腹软，无压痛及反跳痛，肝脾肋下未及。双下肢无水肿，NS（−）。

（三）辅助检查

1. 实验室检查　2023年5月9日血常规＋CRP：红细胞3.75×10^{12}/L、血红蛋白110g/L、血小板368×10^9/L、CRP 103.72mg/L。血凝：D-二聚体1.46mg/L。N-端脑钠肽前体824pg/ml。生化一号：白蛋白27.4g/L、肌酐143.4μmol/L。呼吸系统肿瘤标志物：鳞状细胞癌相关抗原1.88ng/ml。2023年5月13日胸水一般细菌培养及药敏报告：铜绿假单胞菌 阿米卡星 敏感，氨曲南 中介，头孢他啶 中介，头孢吡肟 中介，亚胺培南 敏感，左氧氟沙星 中介，美罗培南敏感，余均耐药。

2. 影像学检查　胸部CT（2023年5月9日）：①左肺癌术后改变，左主支气管残端—胸膜瘘；②右肺感染可能，肺气肿，肺大疱；③冠脉钙化；④肝囊肿可能（病例34图1）。

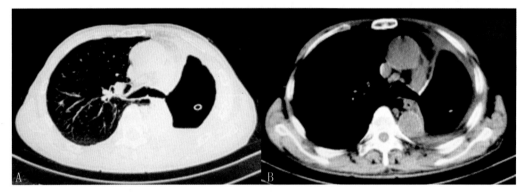

病例34图1　胸部CT

注：A.肺窗；B.纵隔窗。

3. 支气管镜检查　左主支气管吻合口处见两处瘘口，最大者约5mm×6mm，更换支气管镜（外径3.9mm）后经瘘口进入胸腔，见左侧胸腔内较多黄色脓液予以吸除，在此行BAL收集BALF、刷检（病例34图2）。

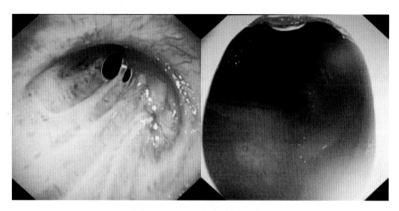

病例34图2 支气管镜检查

（四）入院诊断

1. 手术后支气管胸膜瘘

2. 左肺癌术后

3. 肺部感染

4. 肾功能不全

5. 高血压

（五）鉴别诊断

对于手术后支气管胸膜瘘，结合患者临床症状、左肺癌病史、胸部CT及支气管镜检查可明确诊断，无需鉴别诊断。

二、诊疗思路

1. 支气管胸膜瘘的诊断　手术后支气管胸膜瘘主要见于胸部手术，尤其是肺切除术是支气管胸膜瘘的最常见病因。文献报道术后支气管胸膜瘘发病率为8.2%，但死亡率高达57.9%。发生于术后几小时或几天的急性支气管胸膜瘘可表现为呼吸困难、皮下气肿、咳脓痰以及危及生命的张力性气胸，手术后胸腔闭式引流瓶中如有持续性气漏或排除气体增多，应警惕术后支气管胸膜瘘可能。发生于术后7~30天的亚急性及30天以上的慢性支气管胸膜瘘临床表现相对缓和，临床以疲劳、消瘦、呼吸困难、低热或咳嗽、咳痰多见。根据支气管胸膜瘘相关症状和体征，结合胸部CT检查，可做出初步诊断。对于较大的术后吻合口瘘，支气管镜检查可直接确诊；若未见残端开裂，可向残端滴入生理盐水，若盐水中出现持续的气泡，则意味着瘘管存在。在术后早期患者中，也可向残端注入亚甲蓝，若胸引管中流出蓝色液体，则意味着支气管胸膜瘘存在。

2．内镜治疗策略

（1）封堵剂和组织胶：对于不适宜手术的患者，可通过支气管镜下应用封堵剂和组织胶修补气道缺损。文献报道指出，对于<5mm的小瘘管更易通过内镜治疗获取成功，而对于>8mm的大瘘管不易单独使用封堵剂和组织胶进行修补。

（2）单向支气管瓣：支气管瓣原本用于肺减容术，作为单向活瓣，它只允许单向气流和分泌物流出肺实质，无法回流。2009年Travaline等人发表的关于单向活瓣治疗支气管胸膜瘘的大型研究中，160个Zephyr支气管瓣置入40个不同病因所致的支气管胸膜瘘患者，平均每个患者置入2.9个活瓣。47%以上的患者支气管胸膜瘘得到了根治，45%患者在活瓣置入后漏气得到改善。8位患者在一段时间后移除单向支气管活瓣，支气管胸膜瘘未复发。随访活瓣咳出、肺炎、血氧饱和度缓慢下降等不良反应均极少发生，但目前治疗经验仍然十分有效。

（3）支架：多种支架可用于修补支气管胸膜瘘，包括硅酮支架、金属覆膜支架，根据瘘口的位置可进行个性化定制或裁剪。既往文献报道指出，气道覆膜支架可有效封堵手术后支气管胸膜瘘。

（4）封堵器：房室间隔缺损封堵器最早用于心脏房室间隔缺损封堵治疗，其双圆盘及腰部设计，具有瘘口封堵严实且不易移位优点。既往研究报道指出，瘘口直径<5mm的支气管胸膜瘘介入封堵治疗成功率更高；对于瘘口直径>5mm的支气管胸膜瘘，支架及封堵器具有良好效果。对于房/室间隔缺损封堵器治疗手术后支气管胸膜瘘，国内外均对此进行了相关报道，且获得不错疗效，但房室间隔缺损封堵器属于超适应证使用，应用前需知情并充分沟通同意后使用。

3．治疗过程及疗效　患者手术后左主支气管胸膜瘘，考虑瘘口直径较大，封堵剂及组织胶无法有效封堵，结合气道支架置入可导致排痰障碍及后期肉芽增殖，因此经与患者及家属沟通后行室间隔缺损封堵器（厂家：上海形状记忆合金材料有限公司；型号：SQFDQ-Ⅱ i 12）封堵治疗（病例34图3）。考虑患者胸腔内感染存在，封堵前予以0.9%NS 100ml＋阿米卡星0.4g胸腔内冲洗，封堵后在CT引导下放置胸腔闭式引流管作胸腔内冲洗（病例34图4），同时治疗上结合胸水培养药敏结果，予以周身抗感染及营养支持治疗。

综合治疗后，患者咳痰及胸闷症状显著改善，但胸引液未完全澄清，考虑胸腔感染未完全控制，短期内未拔除左侧胸腔闭式引流管，同时定期胸腔内冲洗治疗。后期随访患者左主支气管胸膜瘘室间隔缺损封堵器封堵良好，目前胸腔内感染控制后已拔除左侧胸引管。

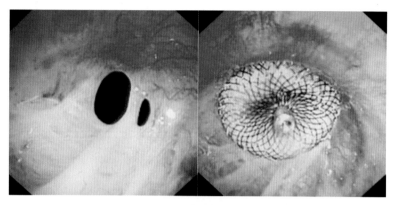

病例34图3　室间隔缺损封堵器封堵治疗

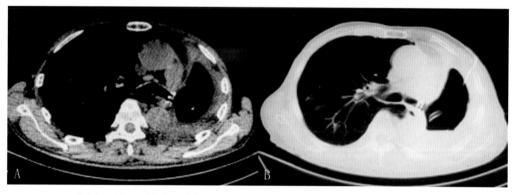

病例34图3　封堵后在CT引导下放置胸腔闭式引流管作胸腔内冲洗

三、经验总结

1. 术后支气管胸膜瘘是一种胸外科手术后严重并发症，常合并严重肺部及胸腔感染，严重影响患者的生活质量及生存率，临床处理十分棘手。

2. 临床症状、胸部CT及支气管镜检查可明确诊断。

3. 相较于其他支气管镜下介入治疗手段，房室间隔缺损封堵器可有效封堵直径较大的手术后支气管胸膜瘘，从而显著改善患者临床症状，但胸腔内感染的控制应引起重视。

（程　超　唐　飞　吕莉萍）

参考文献

[1]Mazzella A，Pardolesi A，Maisonneuve P，et al.Bronchopleural Fistula After Pneumonectomy：Risk Factors and Management，Focusing on Open-Window

Thoracostomy[J].Semin Thorac Cardiovasc Surg，2018，30（1）：104-113.doi：10.1053/j.semtcvs.2017.10.003.

[2]Uramoto H，Hanagiri T.The development of bronchopleural fistula in lung cancer patients after major surgery：31 years of experience with 19 cases[J].Anticancer Res，2011，31（2）：619-624. PMID：21378347.

[3]Travaline JM，McKenna RJ Jr，De Giacomo T，et al.Treatment of persistent pulmonary air leaks using endobronchial valves [J].Chest.2009；136（2）：355-360.doi：10.1378/chest.08-2389.

[4]臧琦，王伟，蒋仲敏，等.支气管支架在支气管胸膜瘘治疗中的应用[J].中华胸心血管外科杂志，2007，23（6）：417-418.

[5]Li Y，Zhou X，Ren K，et al.Bronchopleural Fistula Cured by Customized Airway Metallic Stent[J].Chest，2019，156（5）：1031.doi：10.1016/j.chest.2019.06.022.

[6]钟志成.经支气管镜置入房间隔封堵器治疗支气管胸膜瘘二例[J].中华结核和呼吸杂志，2018，41（2）：153-155.doi：10.3760/cma.j.issn.1001-0939.2018.02.022.

[7]王湘奇.不同类型先天性心脏病封堵器在支气管胸膜瘘中的应用[J].中国呼吸与危重监护杂志，2021，20（1）：37-41.doi：10.7507/1671-6205.201911070.

[8]Klotz LV，Gesierich W，Schott-Hildebrand S，et al.Endobronchial closure of bronchopleural fistula using Amplatzer device[J].J Thorac Dis，2015，7（8）：1478-1482.doi：10.3978/j.issn.2072-1439.2015.08.25.

[9]万黎，王建军，赵峰，等.纤维支气管镜注入医用生物蛋白胶治疗支气管胸膜瘘体会[J].中国微创外科杂志，2010，10（6）：506-507.

[10]Boudaya MS，Smadhi H，Zribi H，et al.Conservative management of postoperative bronchopleural fistulas[J].J Thorac Cardiovasc Surg，2013，146（3）：575-579.doi：10.1016/j.jtcvs.2013.04.023.

[11]Han X，Wu G，Li Y，et al.A novel approach：treatment of bronchial stump fistula with a plugged，bullet-shaped，angled stent[J].Ann Thorac Surg，2006，81（5）：1867-1871.doi：10.1016/j.athoracsur.2005.12.014.

[12]Fruchter O，El Raouf BA，Abdel-Rahman N，et al.Efficacy of bronchoscopic closure of a bronchopleural fistula with amplatzer devices：long-term follow-up[J].Respiration，2014，87（3）：227-233.doi：10.1159/000357074.

[13]程超，胡淑敏，吕莉萍，等.应用室间隔缺损封堵器治疗术后支气管胸膜瘘的临床疗效评价[J].中华结核和呼吸杂质，2023，46（9）：921-924.

病例35 右主继发恶性肿瘤致气道狭窄的内镜介入处理

二、病历摘要

（一）基本信息

患者男性，58岁。

主诉：直肠癌术后5年余，胸闷伴呼吸困难3天。

现病史：患者2015年1月因黑便伴大便次数增多就诊于北京地坛医院，期间行肠镜检查确诊直肠癌，排除手术禁忌后于2015年1月16日行经腹部直肠切除吻合术，术后病理提示直肠溃疡型中分化腺癌，术后行FOLFOX方案辅助化疗6周期，后定期随访稳定。2017年12月8日患者无明显诱因下出现刺激性干咳，伴少许咳痰，偶有少许痰中带血，再次就诊于北京地坛医院，查胸部CT示双肺多发结节，考虑转移瘤可能。期间于2017年12月20日行支气管镜检查提示右上支气管瘤体阻塞，活检病理提示差分化腺癌，结合免疫组化考虑直肠癌转移。后患者转诊至北京大学肿瘤医院，排除相关禁忌后行FOLFIRI方案化疗6周期，复查胸部CT示肺部肿瘤病灶稳定（缩小约10%）。2019年4月26日患者出现闷喘加重，于当地医院内科治疗效果欠佳，期间行胸部CT示右主管腔内软组织影阻塞，遂转诊至我科，期间行支气管镜检查提示右主近端瘤体完全阻塞，表面陈旧性血凝块附着，予以支气管镜下瘤体消融后症状好转出院。后患者回当地医院继续抗肿瘤治疗，调整方案为"卡培他滨2g po bid d1~14＋奥沙利铂220mg d1"，因患者呕吐剧烈，口服卡培他滨2天后自行停药。后续因肺部病灶进展先后更改治疗方案为奥沙利铂联合替雷利珠单抗、伊立替康联合替雷利珠单抗治疗。2019年11月19日患者因闷喘加重再次入住我科，期间行支气管镜检查及镜下瘤体消融治疗，患者闷喘症状改善后出院回当地医院继续抗肿瘤治疗，具体方案不详。3天前患者再次出现胸闷伴呼吸困难不适，为求诊治于2020年4月12日再次入住我科。病程中患者偶有少许咳痰，伴胸闷及呼吸困难，活动时加重，无低热、盗汗，无明显胸痛、咯血，饮食睡眠欠佳，二便基本正常，近期体重无明显减轻。

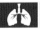

既往史： 否认高血压、冠心病等疾病史。2015年1月6日在北京地坛医院行直肠癌根治术，术后FOLFOX方案辅助化疗6周期。

个人史： 吸烟史30年，20支/日，戒烟5年余。

婚育史： 适龄结婚，育有2子1女，子女体健。

家族史： 家族中否认类似患者，否认家族遗传性病史。

（二）体格检查

T 36.9℃ P 112次/分 R22次/分 BP 121/73mmHg。神清，精神一般，皮肤巩膜无黄染，浅表淋巴结未触及明显肿大，右肺呼吸运动减低，语颤减弱，听诊右肺呼吸音减低，未闻及明显干湿啰音。心率112次/分，律齐，各瓣膜听诊区未闻及病理性杂音。腹软，下腹部可见陈旧性手术瘢痕，无压痛及反跳痛，肝脾肋下未及。双下肢无水肿，NS（－）。

（三）辅助检查

1. 实验室检查　2020年4月13日血常规＋CRP：白细胞14.93×10^9/L、N%90.3%、血红蛋白85g/L、血小板529×10^9/L、CRP 42.57mg/L。血凝：D-二聚体0.84mg/L。N-端脑钠肽前体606pg/ml。肝肾功能、电解质、大小便常规及免疫组合未见明显异常。2020年4月14日痰一般细菌涂片（细菌＋真菌）：可见革兰阳性球菌。

2. 影像学检查　2020年4月13日胸部CT：①左上肺不规则团块影，结合病史考虑转移瘤；②右主支气管内异常密度影（病例35图1）。

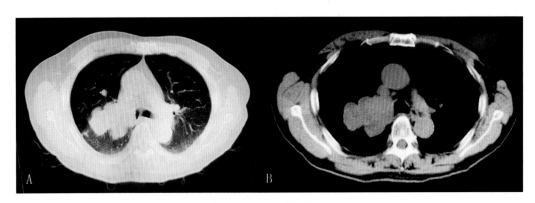

病例35图1　胸部CT

注：A.肺窗；B.纵隔窗。

3. 支气管镜检查　气管下段右侧壁延伸右主支气管管壁外压，新生物完全阻塞右主支气管（病例35图2）。

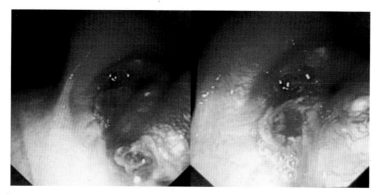

病例35图2　支气管镜检查

（四）入院诊断

1. 右主支气管狭窄

2. 右主继发性恶性肿瘤

3. 右上肺继发性恶性肿瘤

（五）鉴别诊断

1. 原发性气管恶性肿瘤　该病相对少见，最常见的气管肿瘤依次为鳞癌、腺样囊性癌、类癌、黏液表皮样癌及腺癌。一般来说，当气道阻塞程度超过50%时，患者才会出现气道阻塞相关症状。伴随瘤体增长，患者可出现咳嗽、气促及呼吸困难等症状，严重可危及生命。胸部CT检查可提供肿瘤累及气道、血管及纵隔情况。支气管镜检查可了解气道肿瘤情况，活检病理诊断是原发性气管恶性肿瘤诊断的金标准。

2. 继发性支气管恶性肿瘤　几乎所有的肿瘤均可通过血行或淋巴结转移累及气道，主要包括消化道肿瘤、甲状腺恶性肿瘤、肾细胞癌及转移性黑色素瘤等，除原发部位肿瘤压迫症状外，当气道狭窄加重时可出现咳嗽、气促及呼吸困难等症状，胸部CT可了解肺部及气道转移瘤情况，原发部位CT、超声或周身PET-CT等检查有助于原发灶的发现，气管镜下瘤体活检或原发灶肿瘤活检可协助诊断。

3. 良性气道狭窄　恶性肿瘤多表现为典型的管腔内或管腔外压迫，而良性气道狭窄表现各异，包括气管软化及瘢痕狭窄等，常见疾病包括复发性多软骨炎、支气管结核、错构瘤、气管骨化症、淀粉样变、支气管结石等，胸部CT及三维重建有助于了解肺部及气道管腔情况，支气管镜检查及活检等有助于协助诊断。

二、诊疗思路

1. 继发性恶性肿瘤所致气道狭窄的诊断　几乎所有的肿瘤均可通过血行或淋巴结转移累及气道，主要包括消化道肿瘤、甲状腺恶性肿瘤、肾细胞癌及转移性黑色素瘤等，当气道转移灶微小局限时，患者可无明显临床症状，伴随瘤体增长及气道受压严重，患者可表现气促及呼吸困难。胸部CT检查有助于了解气道狭窄情况，支气管镜检查有助于了解气道累及情况，活检病理及免疫组化是诊断继发性恶性肿瘤的金标准。当患者既往存在肺外恶性肿瘤病史时，需考虑原发恶性肿瘤复发伴气道转移可能，相关部位影像学检查及活检有助于诊断，当原发肿瘤部位不明确时，PET-CT检查可协助寻找原发肿瘤病灶。该患者直肠癌术后，胸部CT提示肺转移瘤可能伴右主支气管狭窄，支气管镜提示右主瘤体阻塞，活检病理及免疫组化诊断明确。

2. 内镜治疗策略

（1）气道扩张技术：主要包括高压球囊扩张气道成形术及应用硬质支气管镜身的机械扩张作用。高压球囊扩张虽短期内迅速扩张气道缓解症状，但对于腔内型肿瘤未有效消融瘤体，短期内患者可再次出现喘闷及呼吸困难症状。硬质支气管镜本身可用于扩张气道，尤其适用于近端大气道，相较于球囊扩张，硬质支气管镜置入过程中可利用镜身铲切管腔内瘤体，因此可显著改善患者临床症状，但操作过程中需警惕气道穿孔及大出血风险。

（2）肿瘤消融技术：主要包括热消融及冷消融技术。前者包括激光、高频电圈套、氩等离子体凝固、微波等；后者主要指冻融及冻取治疗。此外光动力治疗及腔内放疗亦可达到肿瘤消融效果。

（3）气道支架技术：主要包括金属支架及硅酮支架两种，其中硅酮支架需要在硬质支气管镜下放置。硅酮支架相较于金属支架而言，其顺应性较差，且易移位，但刺激肉芽组织增生风险相对较低。对于恶性气道狭窄，金属支架主要选择金属覆膜支架，外压性恶性气道狭窄临时放置可选择金属裸支架，但需加强管理及时取出。金属覆膜支架可在软镜引导下放置，释放相对简单。如何选择最合适的支架还需考虑术者的经验、所需费用及病灶结构特点，需注意的是支架置入术后应定期复查及每日气道雾化。

3. 治疗过程及疗效　患者恶性气道狭窄类型为混合型（腔内型＋管壁型），考虑右肺中下叶管腔结构正常，因此首先考虑肿瘤消融治疗，选择治疗方式为高频电圈套＋冻取治疗（病例35图3）。经上述治疗后观察右中间段远端管腔结构正常，右上仍瘤体完全阻塞（病例35图4）。患者既往右主瘤体经消融处理后症状好转，但短期内反复再狭窄，且镜下肿瘤病灶较前明显进展，故选择支气管镜下气道支架置入，选择支架类型为西格玛金属覆膜支架，置入后右侧管腔明显通畅（病例35图5），患者胸闷症状显著改善，后期嘱坚持雾化促排痰并定期复查。

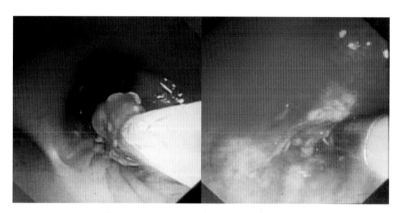

病例35图3　高频电圈套＋冻取治疗

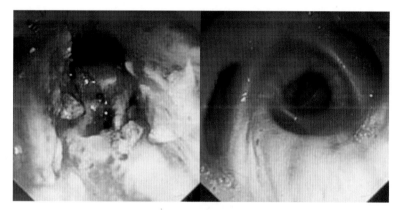

病例35图4　治疗后右中间段远端管腔结构正常，右上仍瘤体完全阻塞

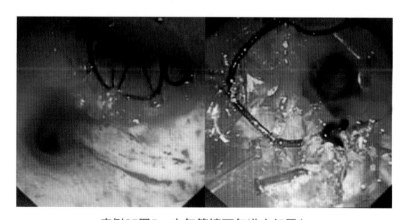

病例35图5　支气管镜下气道支架置入

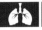

三、经验总结

1. 对于恶性气道狭窄，胸部CT检查可有助于评估肺部及气道情况，支气管镜检查及活检可协助明确诊断。

2. 恶性气道狭窄的治疗应根据气道狭窄的类型进行选择，其治疗方式主要包括气道扩张技术、肿瘤消融技术及气道支架技术。

3. 对于腔内型及混合型恶性中央气道狭窄，必要时肿瘤消融基础上联合气道支架置入术可获得更佳临床疗效。

（程 超）

参考文献

[1]Miyazawa T，Yamakido M，Ikeda S，et al.Implantation of ultraflex nitinol stents in malignant tracheobronchial stenoses[J].Chest，2000，118（4）：959-965.doi：10.1378/chest.118.4.959

[2]姜华，薄丽艳，王琰，等.硬质气管镜联合可弯曲支气管镜治疗恶性重度中央型气道狭窄[J].中华肺部疾病杂志（电子版），2018，11（1）：14-19.

[3]北京健康促进会呼吸及肿瘤介入诊疗联盟.恶性中心气道狭窄经支气管镜介入诊疗专家共识[J].中华肺部疾病杂志（电子版），2017，10（6）：647-654.

[4]武良权，杨健，杨旸，等.金属覆膜支架与金属裸支架在严重恶性气道狭窄治疗中的比较分析[J].临床肺科杂志，2022，27（1）：106-108.

[5]张芳，张艳，王高文，等.超细支气管镜引导置入气管支架治疗恶性气道狭窄的临床疗效[J].现代肿瘤医学，2021，29（22）：3949-3953.

[6]徐丽娜，刘婷，张文利，等.支气管镜下冷冻联合氩等离子凝固治疗恶性气道狭窄30例临床分析[J].潍坊医学院学报，2021，43（2）：126-128.

[7]梁俊超，李国平.氩气刀联合高频电刀或冷冻治疗恶性气道狭窄的疗效[J].中国老年学杂志，2019，39（16）：3980-3983.

[8]周云芝，王洪武，邹珩，等.氩气刀联合光动力学疗法治疗恶性气道狭窄18例[J].中国肿瘤，2008，17（11）：973-975.

[9]石寒冰，张贵祥.支气管镜下微波结合全身化疗治疗恶性气道狭窄疗效分析[J].医学研究杂志，2006，35（6）：78-79.

[10]张华，乔秀丽，闫培清，等.纤维支气管镜下高频电刀联合气管支架加后装放疗治疗恶性气道狭窄疗效及安全性[J].中国医师进修杂志（综合版），2011，34（34）：23-26.

病例36 硬镜铲切联合消融处理气管上段MALT淋巴瘤

一、病历摘要

（一）基本信息

患者女性，56岁。

主诉：干咳伴气促10个月余，加重伴呼吸困难半月。

现病史：患者10个月余前无明显诱因下出现干咳，伴有活动时气促，在安徽某医院行喉镜检查诊断考虑慢性咽喉炎可能，自服咽喉片后症状缓解，未予重视。半月前患者出现干咳伴呼吸困难，活动时加重，于2022年7月1日再次就诊查颈胸部CT示气管上段肿物，建议进一步检查，后患者于2022年7月4日转诊另一家医院完善胸部增强CT检查提示气管上段新生物，建议气管镜检查及介入治疗，但患者及家属拒绝，后患者为求诊治于2022年7月10日入住我科。病程中患者有干咳及胸闷不适，无明显咳痰，无低热、盗汗，无胸痛、咯血，饮食睡眠一般，二便基本正常，近期体重无明显减轻。

既往史：否认高血压、冠心病等病史，否认传染病史，否认手术史。

个人史：否认吸烟及饮酒史，否认疫水接触史。

婚育史：26岁结婚，配偶健康状况良好，有1女，健康状况良好。

家族史：家族中否认类似患者，否认家族遗传性病史。

（二）体格检查

T 36.2℃，P 63次/分，R 18次/分，BP 107/65mmHg。神清，精神一般，皮肤巩膜无黄染，浅表淋巴结未触及明显肿大，气管呼吸音粗，两肺呼吸音减低，未闻及明显干湿啰音。心率63次/分，律齐，各瓣膜听诊区未闻及病理性杂音。腹软，无压痛及反跳痛，肝脾肋下未及。双下肢无水肿，NS（-）。

（三）辅助检查

1. 实验室检查 2022年7月11日血常规、大小便常规、肝肾功能、电解质、女性肿瘤标志物、脑钠肽组合均未见明显异常。

2. 影像学检查　2022年7月5日外院胸部CT示：①颈部、上胸部占位致气管狭窄；②两肺结节，随诊（胶片未扫描）。

3. 支气管镜检查　气管上段膜部新生物阻塞管腔，气管中下段黏膜广泛新生物浸润，予以活检送病理（病例36图1）。

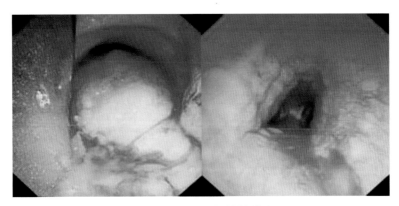

病例36图1　支气管镜检查

4. 气管镜活检病理诊断　镜下见破碎的支气管黏膜组织，黏膜下见大片弥漫增生的小淋巴细胞样细胞，结合免疫组化结果，符合黏膜相关淋巴组织结外边缘区B细胞淋巴瘤（MALT淋巴瘤）（病例36图2）。

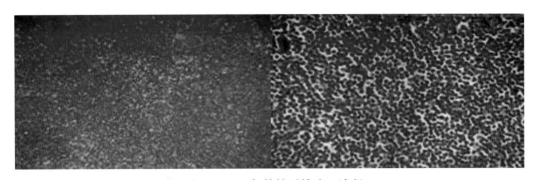

病例36图2　气管镜活检病理诊断

（四）入院诊断

1. 气管MALT淋巴瘤

2. 气管狭窄

（五）鉴别诊断

1. 原发性气管恶性肿瘤　相对少见，最常见的气管肿瘤依次为鳞癌、腺样囊性癌、类癌、黏液表皮样癌及腺癌。一般来说，当气道阻塞程度超过50%时，患者才会出现气道阻塞相关症状。伴随瘤体增长，患者可出现咳嗽、气促及呼吸困难等症状，严重可危及生命。胸部CT检查可提供肿瘤累及气道、血管及纵隔情况。支气管镜检查可了解气道肿瘤情况，活检病理诊断是原发性气管恶性肿瘤诊断的金标准。

2. 继发性支气管恶性肿瘤　几乎所有的肿瘤均可通过血行或淋巴结转移累及气道，包括消化道肿瘤、甲状腺恶性肿瘤、肾细胞癌、转移性黑色素瘤及淋巴瘤等，除原发部位肿瘤压迫症状外，当气道狭窄加重时可出现咳嗽、气促及呼吸困难等症状，胸部CT可了解肺部及气道转移瘤情况，原发部位CT、超声或周身PET-CT等检查有助于原发灶的发现，气管镜下瘤体活检或原发灶肿瘤活检可协助诊断。

3. 良性气道狭窄　恶性肿瘤多表现为典型的管腔内或管腔外压迫，而良性气道狭窄表现各异，包括气管软化及瘢痕狭窄等，常见疾病包括复发性多软骨炎、支气管结核、错构瘤、气管骨化症、淀粉样变、支气管结石等，胸部CT及三维重建有助于了解肺部及气道管腔情况，支气管镜检查及活检等有助于协助诊断。

二、诊疗思路

1. 气管上段淋巴瘤的诊断　几乎所有的肿瘤均可通过血行或淋巴结转移累及气道，包括消化道肿瘤、甲状腺恶性肿瘤、肾细胞癌、转移性黑色素瘤及淋巴瘤等，当气道转移灶微小局限时，患者可无明显临床症状，伴随瘤体增长及气道受压严重，患者可表现气促及呼吸困难。胸部CT检查有助于了解气道狭窄情况，支气管镜检查有助于了解气道累及情况，活检病理及免疫组化是诊断继发性恶性肿瘤的金标准。当患者既往存在肺外恶性肿瘤病史时，需考虑原发恶性肿瘤复发伴气道转移可能，相关部位影像学检查及活检有助于诊断，当原发肿瘤部位不明确时，PET-CT检查可协助寻找原发肿瘤病灶。患者既往无肿瘤病史，胸部CT提示颈部、上胸部占位致气管狭窄，支气管镜提示气管上段膜部新生物阻塞管腔，气管中下段黏膜广泛新生物浸润，活检病理及免疫组化诊断明确。

2. 内镜治疗策略

（1）气道扩张技术：主要包括高压球囊扩张气道成形术及应用硬质支气管镜镜身的机械扩张作用。高压球囊扩张虽短期内迅速扩张气道缓解症状，但对于腔内型肿瘤未有效消融瘤体，短期内患者可再次出现喘闷及呼吸困难症状。硬质支气管镜本身可用于扩张气道，尤其适用于近端大气道，相较于球囊扩张，硬质支气管镜置入过程中可利用镜身铲切管腔内瘤体，因此可显著改善患者临床症状，但操作过程中需警惕气道穿孔及大出血风险。

（2）肿瘤消融技术：主要包括热消融及冷消融技术，前者包括激光、高频电圈套、氩等离子体凝固、微波等；后者主要指冻融及冻取治疗。此外，光动力治疗及腔内放疗亦可达到肿瘤消融效果。

（3）气道支架技术：主要包括金属支架及硅酮支架两种，其中硅酮支架需要在硬质支气管镜下放置。硅酮支架相较于金属支架而言，其顺应性较差，且易移位，但刺激肉芽组织增生风险相对较低。对于恶性气道狭窄，金属支架主要选择金属覆膜支架，外压性恶性气道狭窄临时放置可选择金属裸支架，但需加强管理及时取出。金属覆膜支架可在软镜引导下放置，释放相对简单。如何选择最合适的支架还需考虑术者的经验、所需费用及病灶结构特点，需注意的是支架置入术后应定期复查及每日气道雾化。

3. 治疗过程及疗效　患者恶性气道狭窄类型为混合型（腔内型＋管壁型），狭窄段位置主要位于气管上段，基底部较宽且位于膜部，首先考虑支气管镜下肿瘤消融治疗，硬质支气管镜下进行更为安全，经硬质支气管镜镜下铲切、高频电圈套器瘤体圈套切割及库蓝K320型冷冻治疗仪冻取治疗后，气管上段管腔较前明显通畅（病例36图3），患者咳嗽及胸闷症状显著改善，复查胸部CT示气管上段管腔较前增大（病例36图4），考虑患者狭窄段位于气管上段，支架易移位且排痰困难，且患者气管镜活检病理提示淋巴瘤，结合淋巴瘤对于化疗敏感，综上故暂不予以气管支架置入，嘱化疗基础上必要时定期支气管镜下瘤体消融治疗。

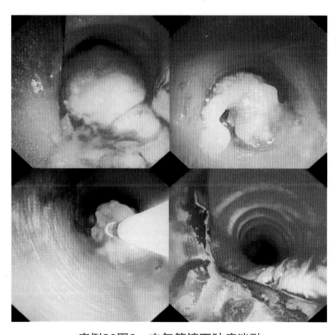

病例36图3　支气管镜下肿瘤消融

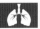

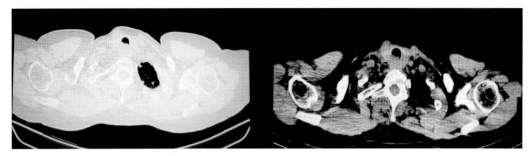

病例36图4　复查胸部CT示气管上段管腔较前增大

三、经验总结

1. 对于恶性气道狭窄，胸部CT检查可有助于评估肺部及气道情况，支气管镜检查及活检可协助明确诊断。

2. 恶性气道狭窄的治疗应根据气道狭窄的类型进行选择，其治疗方式主要包括气道扩张技术、肿瘤消融技术及气道支架技术。

3. 对于气管上段腔内型及混合型恶性中央气道狭窄，需考虑气道支架存在易移位及排痰障碍风险，因此肿瘤消融基础上是否需联合支架置入应个体化选择。

（程　超　吕莉萍）

参考文献

[1]Miyazawa T，Yamakido M，Ikeda S，et al.Implantation of ultraflex nitinol stents in malignant tracheobronchial stenoses[J].Chest，2000，118（4）：959-965.doi：10.1378/chest.118.4.959.

[2]姜华，薄丽艳，王琰，等.硬质气管镜联合可弯曲支气管镜治疗恶性重度中央型气道狭窄[J].中华肺部疾病杂志（电子版），2018，11（1）：14-19.

[3]北京健康促进会呼吸及肿瘤介入诊疗联盟.恶性中心气道狭窄经支气管镜介入诊疗专家共识[J].中华肺部疾病杂志（电子版），2017，10（6）：647-654.

[4]武良权，杨健，杨旸，等.金属覆膜支架与金属裸支架在严重恶性气道狭窄治疗中的比较分析[J].临床肺科杂志，2022，27（1）：106-108.

[5]吕品，尹金植，刘晶，等.纤维支气管镜下氩等离子凝固及冷冻治疗气管黏膜相关淋巴组织淋巴瘤1例及文献复习[J].吉林大学学报（医学版），2016，42（1）：152-154.

[6]徐丽娜，刘婷，张文利，等.支气管镜下冷冻联合氩等离子凝固治疗恶性气道狭窄

30例临床分析[J].潍坊医学院学报，2021，43（2）：126-128.

[7]梁俊超，李国平.氩气刀联合高频电刀或冷冻治疗恶性气道狭窄的疗效[J].中国老年学杂志，2019，39（16）：3980-3983.

[8]周云芝，王洪武，邹珩，等.氩气刀联合光动力学疗法治疗恶性气道狭窄18例[J].中国肿瘤，2008，17（11）：973-975.

[9]中国抗癌协会淋巴瘤专业委员会，中国医师协会肿瘤医师分会，中国医疗保健国际交流促进会肿瘤内科分会.中国淋巴瘤治疗指南（2021年版）[J].中华肿瘤杂志，2021，43（7）：707-735.

[10]张华，乔秀丽，闫培清，等.纤维支气管镜下高频电刀联合气管支架加后装放疗治疗恶性气道狭窄疗效及安全性[J].中国医师进修杂志（综合版），2011，34（34）：23-26.

专家推荐

有幸拜读了安徽省胸科医院介入肺脏病学科吕莉萍教授团队编撰的《中国临床案例·呼吸内镜介入病例精解》一书，感触颇多。本书不仅全面、系统地阐述了呼吸内镜介入诊疗技术在解决临床常见、少见与疑难呼吸系统疾病诊治中的热点、难点和棘手问题，还对每一个病例诊治过程中的经验进行了汇总，面面俱到，条目清晰，思路严谨。从专业角度，本书的特点如下。

1. 严谨求实，遵循规范。每一个病例的诊治均遵循临床规范，思路缜密，能够做到及时、正确的诊断，在治疗中能有效发挥呼吸介入技术的优势。

2. 层次分明、思路严谨。每一个病例分为病历摘要、诊疗思路、诊疗策略及经验总结四部分，条目清晰、层次分明、重点突出。展示了呼吸介入方法和技术从诊断到治疗，从基础操作到技术创新，从基础设备的应用到新设备、新技术、新方法的等高端技术个体化、精准化的应用。

3. 多学科、多技术并举。本书在阐述常规治疗技术的基础上，针对临床常见呼吸系统疾病诊治中的热点、难点和棘手问题进行了系统化梳理与多学科分析，明确了呼吸介入技术的重要性。

4. 通俗易懂、图文并茂。每个病例中都配有图片，文字叙述通俗易懂，图文并茂，层次分明。

5. 疗效为本，创新为魂。每一个病例的临床诊治始终遵循以"疗效为本，创新为魂"的原则，在临床基本治疗和呼吸内镜常规治疗的基础上适时发挥技术创新，以达到安全、有效、快速、经济、易操作的效果。

6. 构架合理，内容科学。章节构架安排合理，文字叙述严谨有序，有助于临床医师快速查阅学习，同时书中也引用了大量循证医学的结果和文献，使得内容更加科学、专业。

综上所述，本书具有很高的实用性、专业性和前瞻性，出版价值高，是很值得推荐的一本临床医学著作。

教授

硕士生导师

南方科技大学医院呼吸介入中心主任

周红梅

2024年6月